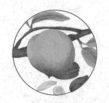
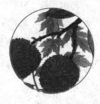

中医

治验偏方大全

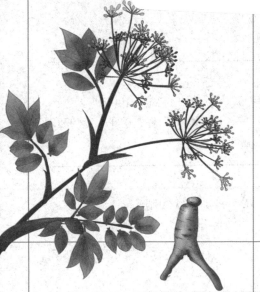

解仲明◎主编

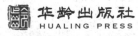
华龄出版社
HUALING PRESS

责任编辑：梅　剑
责任印制：李未圻

图书在版编目（CIP）数据

中医治验偏方大全 / 解仲明主编 . -- 北京:华龄
出版社,2021.11
　ISBN 978-7-5169-1527-1

　Ⅰ. ①中… Ⅱ. ①解… Ⅲ. ①土方－汇编 ②验方－汇
编 Ⅳ. ① R289.5

　中国版本图书馆 CIP 数据核字(2021)第 148481 号

书　　名：中医治验偏方大全
作　　者：解仲明 主编

出版发行：华龄出版社
地　　址：北京市东城区安定门外大街甲 57 号　邮　　编：100011
电　　话：010-58122255　　　　　　　传　　真：010-84049572
网　　址：http://www.hualingpress.com

印　　刷：天津泰宇印务有限公司
版　　次：2022 年 3 月第 1 版　　 2022 年 3 月第 1 次印刷
开　　本：710mm×1000mm　 1/16　　　印　　张：20
字　　数：338 千字
定　　价：58.00 元

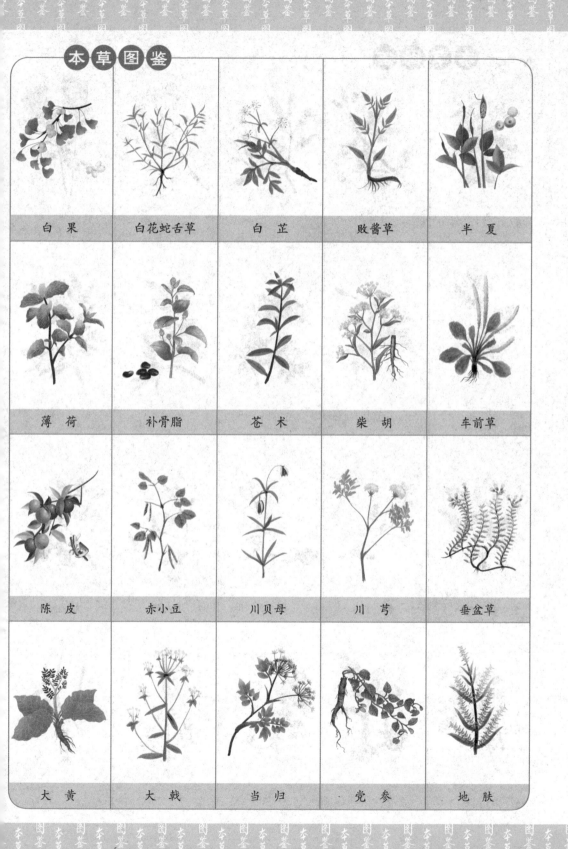

白 果	白花蛇舌草	白 芷	败酱草	半 夏
薄 荷	补骨脂	苍 术	柴 胡	车前草
陈 皮	赤小豆	川贝母	川 芎	垂盆草
大 黄	大 戟	当 归	党 参	地 肤

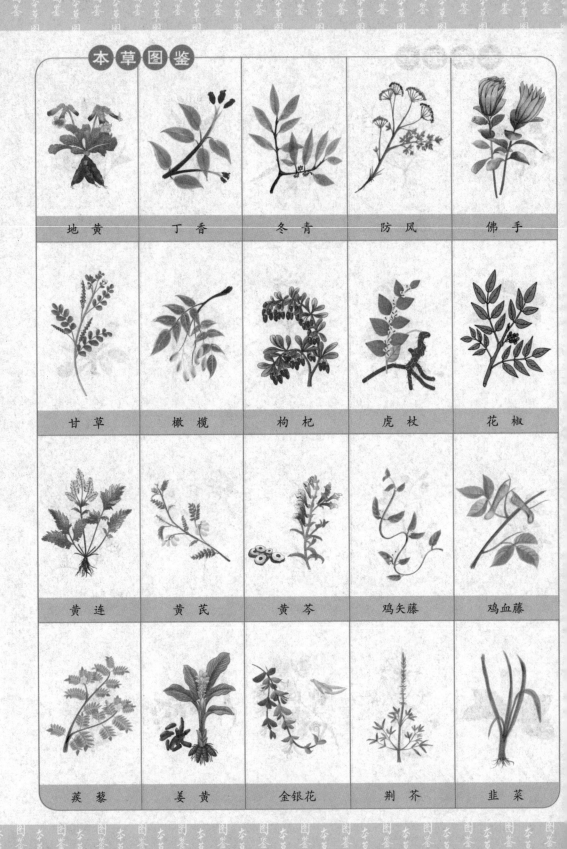

地 黄	丁 香	冬 青	防 风	佛 手
甘 草	橄 榄	枸 杞	虎 杖	花 椒
黄 连	黄 芪	黄 芩	鸡矢藤	鸡血藤
蒺 藜	姜 黄	金银花	荆 芥	韭 菜

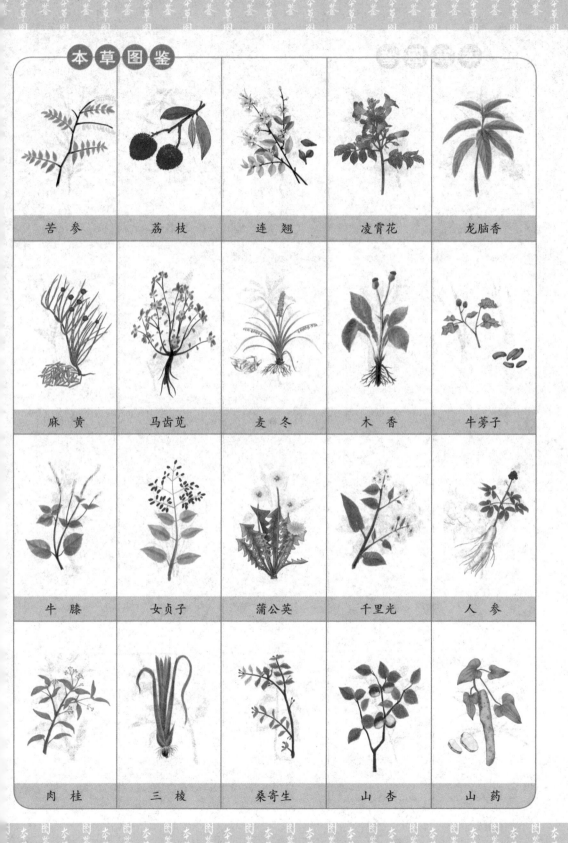

苦参	荔枝	连翘	凌霄花	龙脑香
麻黄	马齿苋	麦冬	木香	牛蒡子
牛膝	女贞子	蒲公英	千里光	人参
肉桂	三棱	桑寄生	山杏	山药

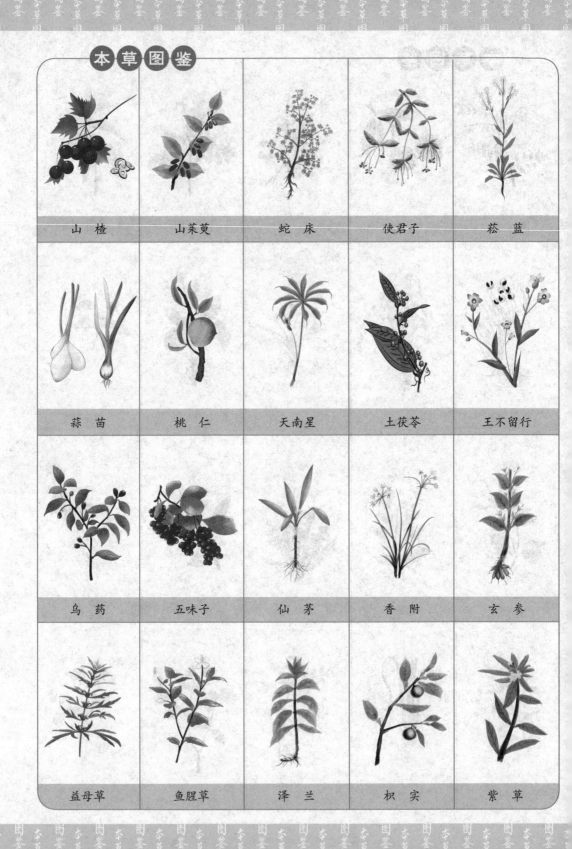

本草图鉴

山楂	山茱萸	蛇床	使君子	菘蓝
蒜苗	桃仁	天南星	土茯苓	王不留行
乌药	五味子	仙茅	香附	玄参
益母草	鱼腥草	泽兰	枳实	紫草

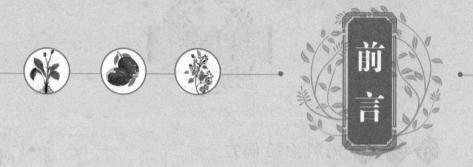

偏方是指流传于民间的一些单方、验方，也被称为土方，一般没有列入中药典籍或药物学中。偏方的组方比较简单，所使用的药材虽然不是很多，却对某些疾病具有特殊的疗效。我国民间早就流传着"偏方治大病"的说法，在老舍先生的《四世同堂》中就有这么一句话："他记得不少的草药偏方，从地上挖巴挖巴就能治病，既省钱又省事。"可见，偏方的疗效是有口皆碑、深入人心的。

不管时代如何变化，人们对健康的追求是亘古不变的，可以说健康是每个人由衷的心愿。在现代这个社会，随着物质条件的不断改善，人们对健康的追求也越来越高。因此，本书以科为纲，以病统方，精心收录了近500个用之有效、流传广泛的偏方，内容涵盖内科、外科、儿科、妇科、五官科和皮肤科等近百个常见病证。每种疾病和症状，我们先对其进行了简单阐述，然后对其相关的偏方进行了详细叙述，包括组成、用法、功效、主治等条目。内容丰富，取材方便，容易上手。

偏方是我国劳动人民历经千年岁月同疾病做斗争的智慧结晶，由于不是正统的药方，其来源不为人知，其疗效也因人而异。因此，在选用时，切不可盲目，一定要细加甄别，并有针对性地听取专业医师的指导和意见。

鉴于编者水平有限，加之时间仓促，书中难免出现不足和纰漏之处，敬请广大读者提出宝贵意见，以便再版时予以改正。

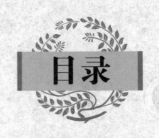

目录

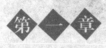

第一章 内科治验偏方

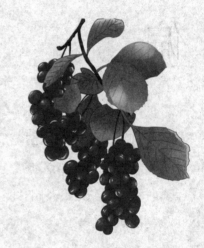
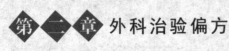

第二章 外科治验偏方

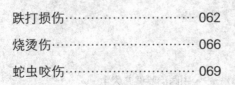

中医治验偏方大全

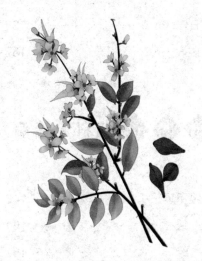

第三章 儿科治验偏方

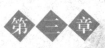

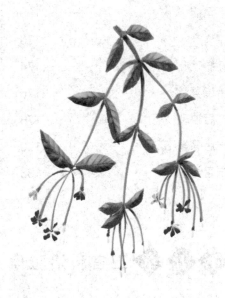

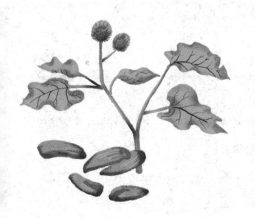

目录

第四章 妇科治验偏方

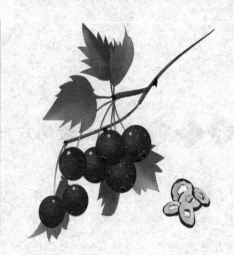

第五章 五官科治验偏方

中医治验偏方大全

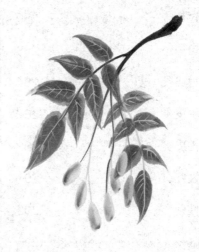

第六章 皮肤科治验偏方

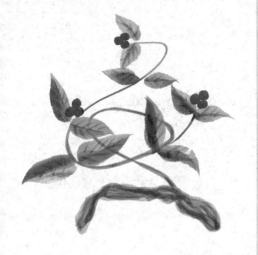

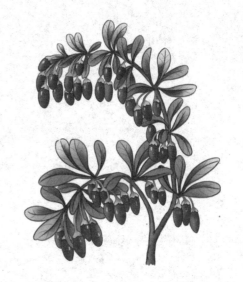

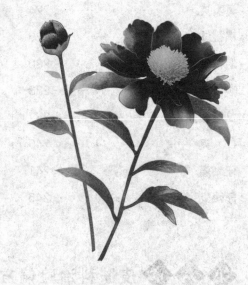

中医治验偏方大全

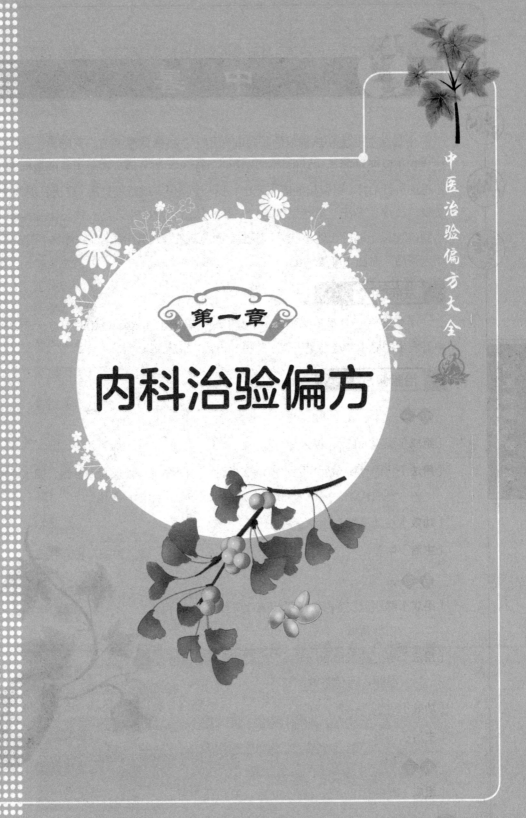

第一章

内科治验偏方

中暑

中暑是在高温和热辐射的长时间作用下，机体体温调节出现障碍，水、电解质代谢紊乱及神经系统功能损害症状的总称。它是一种可威胁生命的急性病，若不迅速进行治疗，可引起抽搐和死亡、永久性脑损害或肾脏衰竭。症状表现为头痛、头晕、口渴、多汗、突然晕倒等，一开始体温正常或略升高。核心体温持续上升达到38℃以上时除上述症状外，还会有面色潮红、大量出汗、皮肤灼热、四肢湿冷、面色苍白、血压下降等情况。

发病时间 ····

中暑多发于夏季（6~8月）。当平均气温大于30℃，或相对湿度大于73%，中暑发生的概率将会显著升高。

治验偏方 ····

〔组成〕绿豆50克，粳米80克。

〔用法〕将绿豆淘净后用温水浸泡2小时，连同洗净的粳米同入砂锅，加水适量，煮成稀粥。可作为三餐的汤服用，亦可作为饮料服用。

〔功效〕祛暑消烦，生津止渴。

〔主治〕中暑。

〔组成〕鲜西瓜皮40克，冬瓜皮30克，丝瓜皮50克，白糖适量。

〔用法〕将上药水煎20分钟，取汁加适量的白糖，温服，可代茶饮。

〔功效〕清热，祛暑，利尿。

〔主治〕中暑。

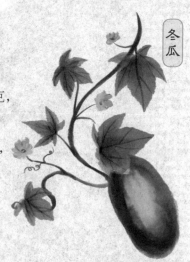

冬瓜

〔组成〕野菊花20克，荷花30克，茉莉花5克。

〔用法〕将野菊花、荷花、茉莉花洗净后，用开水冲泡，加盖稍冷后当茶饮。

〔功效〕清暑解热，开窍祛烦。

〔主治〕中暑。

——方 四——

〔组成〕金银花 20 克，土茯苓 30 克，生蚕豆 40 克。

〔用法〕将上药加水煎煮，蚕豆煮熟即可，饮汤食豆。

〔功效〕消暑健身，清热解毒。

〔主治〕中暑。

——方 五——

〔组成〕藿香叶、薄荷叶各 10 克，香薷叶 15 克。

〔用法〕将上药加水，水量以淹没药物为好，文火煎开，煎时加盖。温服。

〔功效〕消暑清神，健脾醒脑。

〔主治〕中暑。

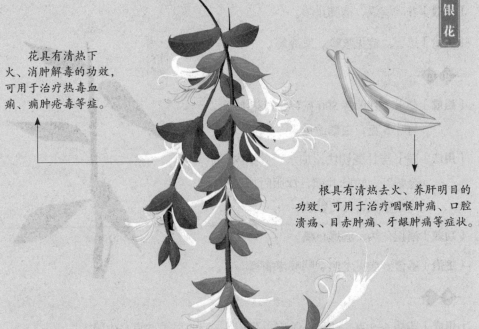

金银花

花具有清热下火、消肿解毒的功效，可用于治疗热毒血痢、痈肿疮毒等症。

根具有清热去火、养肝明目的功效，可用于治疗咽喉肿痛、口腔溃疡、目赤肿痛、牙龈肿痛等症状。

第一章 内科治验偏方

感 冒

感冒是一种常见的上呼吸道疾病，主要由病毒感染引起，少数由细菌感染引起。症状表现为鼻塞、打喷嚏、流鼻涕、发热、咳嗽、咽痛、头痛及乏力等。如无并发症，通常病情较轻，病程较短，经3~7天即可痊愈。

发病时间

感冒多发于季节交替时，尤其是冬、春季节，大多散发，可在气候突变时小规模流行。

治验偏方

方一

〔组成〕鸡蛋1枚，冰糖30克。

〔用法〕将鸡蛋打破，同捣碎的冰糖混合调匀。临睡前用开水冲服。取微汗。

〔功效〕养阴润燥，清肺止咳。

〔主治〕感冒。症见咳嗽、发冷等。

方二

〔组成〕萝卜、甘蔗各500克，金银花10克，
竹叶5克，白糖适量。

〔用法〕萝卜与甘蔗切块，加水于砂锅内，下
金银花、竹叶共煎，饮服时加白糖。
可当茶饮，每日数次。

〔功效〕消积化热，润燥止痛。

〔主治〕感冒。症见发热、咽喉疼痛等。

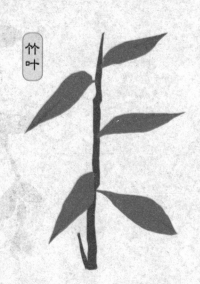

竹叶

方三

〔组成〕柴胡6~9克，防风、陈皮、芍药各6克，甘草3克，生姜3片。

〔用法〕每日1剂，水煎2次，口服。

〔功效〕解表退热，镇痛，镇静，抗炎。

〔主治〕普通感冒。

〔组成〕板蓝根、蒲公英各 60 克，柴胡、黄芩、羌活各 20 克，生甘草 10 克。

〔用法〕制成煎剂 200 毫升，每日服 3~4 次，每次 50 毫升。

〔功效〕解表，清热，解毒。

〔主治〕风热感冒。

〔组成〕荆芥、苏叶、鲜姜各 10 克，茶叶 6 克，红糖 30 克。

〔用法〕先以文火煎煮荆芥、苏叶、茶叶、生姜 15~20 分钟后，加入红糖待溶化即成，
每日 2 次，量不拘。

〔功效〕发散风寒，祛风止痛。

〔主治〕风寒感冒。

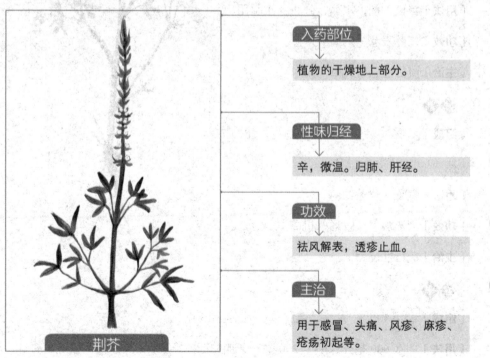

入药部位

植物的干燥地上部分。

性味归经

辛，微温。归肺、肝经。

功效

祛风解表，透疹止血。

主治

用于感冒、头痛、风疹、麻疹、
疮疡初起等。

荆芥

〔组成〕全葱 30 克，淡豆豉 20 克，黄酒 50 克。

〔用法〕先将豆豉放入砂锅内加水 1 小碗，煮 10 余分钟，再把洗净切段的葱（带须）放入，继续煮 5 分钟。然后加黄酒，立即出锅。趁热顿饮，注意避风寒。

〔功效〕解表祛风，发散风寒，温中降逆。

〔主治〕风寒感冒。

〔组成〕荆芥、防风、秦艽各 10 克，前胡、苏叶、薄荷各 6 克，甘草 3 克。

〔用法〕每日 1 剂，水煎 2 次，分 2 次服用。

〔功效〕祛风寒，解表邪。

〔主治〕风寒感冒。

〔组成〕羌活、蒲公英、板蓝根各 15~30 克。

〔用法〕每日 1 剂，水煎，分 2~3 次服用。

〔功效〕外散表邪，内清热毒。

〔主治〕流行性感冒。

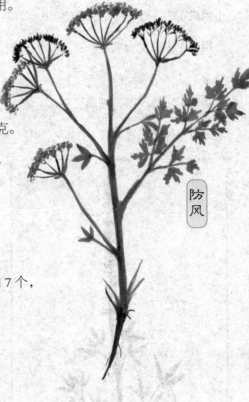

防风

〔组成〕芦根 50 克，鲜萝卜 200 克，葱白 7 个，

青橄榄 7 枚。

〔用法〕煮汤。代茶饮。

〔功效〕清热解表，宣通气机。

〔主治〕流行性感冒。

〔组成〕青叶 30 克，龙葵、鱼腥草、射干各 15 克。

〔用法〕加水 600 毫升，煎至 200 毫升，加白糖或蜂蜜，2 次分服，每日 2 剂。

中医治验偏方大全

〔**功效**〕清热解毒，利咽消肿。

〔**主治**〕感冒，流行性感冒。

头　痛

头痛是常见的临床症状之一，疼痛部位为眉弓、耳轮上缘和枕外隆突连线以上的头颅上半部，多由头颈部痛觉末梢感受器受到刺激产生异常的神经冲动传达到脑部所致。头痛的病因、性质不同，其伴随症状也有所不同。

症状分类 ···

根据功能分类，头痛可分为头颅外伤引起的头痛、非器质性病变的头痛、偏头痛、紧张型头痛、慢性阵发性半边头痛、颈源性头痛、颅神经痛、非颅脑感染引起的头痛、血管疾病性头痛、代谢性疾病引起的头痛等。

治验偏方 ···

——方一——

〔**组成**〕龙胆草、黄芩、生地各9克，山栀、当归、柴胡各6克。

〔**用法**〕水煎服，1日1剂，早晚服用。

〔**功效**〕平肝潜阳。

〔**主治**〕肝阳上亢所致头痛。

——方二——

〔**组成**〕黄芪15克，党参、当归各12克，白芍、白术、陈皮各10克，蔓荆子、柴胡各9克，甘草、天麻、川芎各6克，细辛3克。

〔**用法**〕水煎服，1日1剂，早晚服用。

〔**功效**〕补气。

〔**主治**〕气虚所致头痛。

蔓荆子

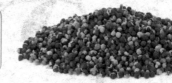

第一章　内科治验偏方

〔组成〕炙黄芪 30 克，人参 3~5 克，枣仁 10 克，粳米 100 克，白糖适量。

〔用法〕将黄芪、人参切成薄片，用冷水浸泡半小时，入砂锅煎沸，改用小火煎浓汁，取汁前半小时入枣仁。取汁 2 份于每日早晚同粳米加水适量煮粥。粥成后入白糖，稍黄即可。

〔功效〕补气止痛。

〔主治〕气虚所致头痛。

〔组成〕茯苓 15 克，白术 12 克，半夏 10 克，天麻、陈皮各 6 克，甘草 3 克。

〔用法〕水煎服，1 日 1 剂，每日 2 次。

〔功效〕理脾化痰。

〔主治〕痰浊上蒙清窍之头痛。

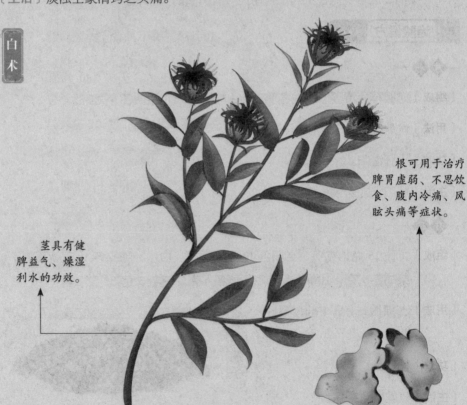

白术

茎具有健脾益气、燥湿利水的功效。

根可用于治疗脾胃虚弱、不思饮食、腹内冷痛、风眩头痛等症状。

〔组成〕白芍15克，地黄、当归各12克，川芎10克。

〔用法〕水煎服，分2次服用。

〔功效〕养血。

〔主治〕血虚所致头痛。

〔组成〕郁金10克，当归尾、赤芍各9克，川芎、草红花、菖蒲各6克。

〔用法〕水煎服，每日1剂，1日2次。

〔功效〕活血通窍。

〔主治〕血瘀所致头痛。

〔组成〕蔓荆子、苍术、白芷各9克，羌活、川芎、防风、藁本各6克，甘草3克。

〔用法〕水煎服，每日1剂，分2次服用。

〔功效〕祛风胜湿。

〔主治〕外感风湿之邪所致头痛。

〔组成〕蔓荆子12克，桑叶、菊花、连翘各9
　　　　薄荷、黄芩各6克。

〔用法〕水煎服，每日1剂，分2次服用。

〔功效〕疏风清热。

〔主治〕外感风热之头痛。

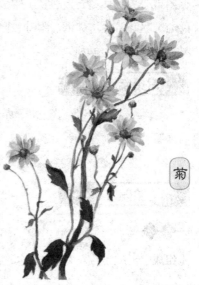

〔组成〕萝卜（选用辣者佳）、冰片各少许。

〔用法〕萝卜洗净，捣烂取汁，加冰片溶化后，令患者仰卧，缓缓入鼻孔，左痛注右、
　　　　右痛注左。

菊

〔功效〕开窍醒神，清热止痛。

〔主治〕偏头痛。

〔组成〕40℃以上的热水。

〔用法〕准备两瓶热水，倒入盆中，把双手浸泡在盆中。浸泡过程中要不断加入热水，以保持水温。半小时后，头痛逐渐减轻，甚至完全消失。

〔功效〕活血行血。

〔主治〕偏头痛。

眩　晕

眩晕是因机体对空间定位障碍而产生的一种自我感知错误。症状表现为感受自身或外界物体的运动性幻觉，如旋转、升降和倾斜等，多伴随耳鸣、听力下降、恶心、呕吐、共济失调、眼球震颤等症状，其病因复杂，涉及耳鼻咽喉科、内科、神经内科等多个学科。

常见疾病

中毒、癫痫、迷路炎、晕动病、血液病、梅尼埃病、眼源性疾病、位置性眩晕、心血管疾病、前庭神经元炎、内耳药物中毒、神经精神性疾病、颅内血管性疾病、颅内占位性病变、颅内感染性疾病等。

治验偏方

〔组成〕天麻 10 克，猪脑 1 个，清水适量。

〔用法〕放瓦盅内隔水炖熟服食，每日或隔日 1 次，3~4 次显效。

〔功效〕祛风，开窍，通血脉。

〔主治〕眩晕。

〔组成〕夏枯草 6~100 克，瘦猪肉 30~60 克。

〔用法〕加水适量，煮至肉熟即可。喝汤吃肉，每日 2 次。

〔功效〕清肝火，散郁结，降血压。

〔主治〕肝火上炎之眩晕。

〔组成〕茯神 15 克，党参、当归各 12 克，黄芪 10 克，白术、炙甘草、远志、酸枣仁、
龙眼肉各 9 克，木香 6 克，生姜 3 片，大枣 5 枚。

〔用法〕水煎服，每日 1 剂，早晚服用。

〔功效〕补气养血。

〔主治〕气虚血亏所致眩晕。

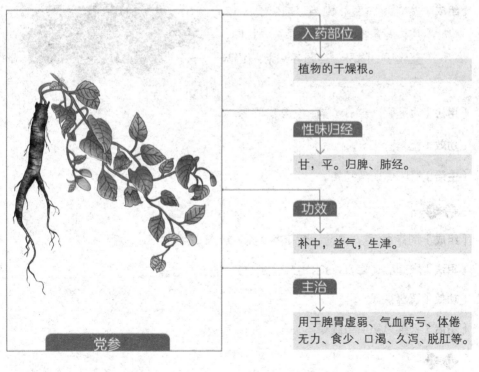

入药部位

植物的干燥根。

性味归经

甘，平。归脾、肺经。

功效

补中，益气，生津。

主治

用于脾胃虚弱、气血两亏、体倦
无力、食少、口渴、久泻、脱肛等。

党参

〔组成〕熟地黄、枸杞各 15 克，山萸肉 12 克，山药、菟丝子、川牛膝各 10 克，

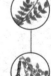

鹿角胶、龟板胶各9克。

〔用法〕水煎服，每日1剂，分2次服用。

〔功效〕滋补肾阴。

〔主治〕肾阴虚所致眩晕。

〔组成〕黑芝麻、蜂蜜各适量，鹌鹑蛋5枚。

〔用法〕将鹌鹑蛋打入碗中，加入黑芝麻15克，蜂蜜10克，清水适量，用筷子搅匀，隔水蒸熟即成。晨1次顿服，连服数日。

〔功效〕益精补血，滋补肝肾。

〔主治〕肝肾阴虚所致眩晕。

〔组成〕熟地黄15克，山药、枸杞子各12克，鹿角胶10克，山茱萸、杜仲、菟丝子、附子、当归各9克，山楂肉3克。

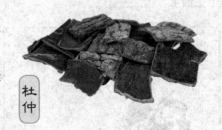

杜仲

〔用法〕水煎服，每日1剂，分2次服用。

〔功效〕温补肾阳。

〔主治〕肾阳虚所致眩晕。

〔组成〕荆芥10克，薄荷、菊花各9克，蝉衣6克，桑叶5克。

〔用法〕水煎服，每日1剂，分2次服用。

〔功效〕解毒祛风。

〔主治〕外感风寒所致眩晕。

〔组成〕干菊花10克，陈粳米50克，冰糖少许。

〔用法〕干菊花去蒂择净，磨成菊花末，先以陈粳米、冰糖加水500毫升，煮至

中医治验偏方大全

米开汤稠，调入菊花末，文火稍煮片刻，待粥稠停火，盖紧焖 5 分钟，每日 2 次，稍温服食。

〔**功效**〕疏风，清热，止痛。

〔**主治**〕外感风热所致头目眩晕。

〔**组成**〕僵蚕、青皮各 9 克，荆芥穗、羌活、白芷、明天麻各 6 克，鸡蛋 2 枚。

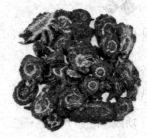

〔**用法**〕将上药与鸡蛋加水适量，共煮之，待鸡蛋熟后去皮，再煮，令药味入透，取出鸡蛋即可。

〔**功效**〕祛风，止眩晕。

〔**主治**〕风邪所致头目眩晕。

〔**组成**〕菊花、钩藤、制首乌、潼蒺藜、女贞子、旱莲草、丹参、白芍各 15 克，怀牛膝 10 克，炙甘草 6 克。

〔**用法**〕水煎服，每日 1 剂，分 2 次服用。

〔**功效**〕养肝，育阴，息风。

〔**主治**〕头昏脑胀，眩晕。

失　眠

　　失眠是因心神失养或心神不安导致经常无法获得正常睡眠的一类病证，是临床常见病证之一。其病因主要是情志、饮食内伤，心虚胆怯、禀赋不足，或病后及年迈等。症状表现为轻者入睡困难、易醒、早醒，重者彻夜不寐。

好发人群

失眠可发生于任何年龄段的人群，且年龄越大发病率越高。一般女性多于男性。

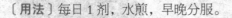

治验偏方

方 一

〔组成〕龙骨、牡蛎各 60 克，白芍 30 克，丹皮、栀子、当归、炒白术、大枣、青皮各 15 克，柴胡、薄荷各 10 克，酒大黄（另包后下）5 克。

〔用法〕每日 1 剂，水煎，早晚分服。

〔功效〕凉血，滋阴清热。

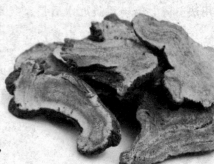

白术

〔主治〕失眠症。

方 二

〔组成〕黄芪 30 克，升麻 15 克，柴胡 12 克，白术、陈皮、党参、当归、甘草各 9 克。

〔用法〕每日 1 剂，水煎，分 2 次服用。

〔功效〕补中益气，疏肝解郁。

〔主治〕失眠症。

方 三

〔组成〕怀山药 30 克，生牡蛎、生龙骨、生代赭石各 20 克，酸枣仁 15 克，潞党参、茯苓、茯神、炒枳实、丹参、炒竹茹、阿胶、生麦芽各 10 克，炙胆星、石菖蒲、黄连、甘草各 6 克。

〔用法〕每日 1 剂，水煎 3 次，分 3 次服用。3 周为 1 个疗程。

〔功效〕调理阴阳，涤痰安神。

〔主治〕神经性失眠。

方 四

〔组成〕黄芪 15 克，党参、桂圆肉各 12 克，炒枣仁 10 克，白术、茯神、当归各 9 克，

中医治验偏方大全

木香 8 克，甘草、远志各 6 克，生姜 3 片，大枣 5 枚。

〔用法〕水煎服，每日 1 剂，早晚分 2 次服用。

〔功效〕补益心脾，养血安神。

〔主治〕心脾血虚所致的失眠。

〔组成〕茯苓 15 克，茯神、石菖蒲各 12 克，远志、人参各 10 克，龙齿 6 克。

〔用法〕水煎服，每日 1 剂，早晚分 2 次服用。

〔功效〕益气镇惊，安神定志。

〔主治〕心胆气虚所致的失眠。

〔组成〕生白芍 20 克，黄连 10 克，鲜鸡蛋（去蛋清）2 枚，阿胶 50 克。

〔用法〕先将黄连、生白芍加水煮，取浓汁 150 毫升，然后去渣。再将阿胶加水
50 毫升，隔水蒸化，把药汁倒入以慢火煎膏。将成时放入蛋黄拌匀即可。
每服适量，每晚睡前服 1 次。

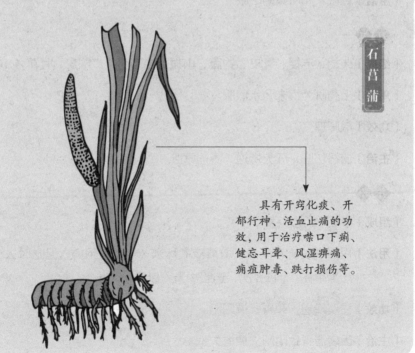

具有开窍化痰、开
郁行神、活血止痛的功
效，用于治疗噤口下痢、
健忘耳聋、风湿痹痛、
痈疽肿毒、跌打损伤等。

石菖蒲

第一章 内科治验偏方

〔**功效**〕通心肾。

〔**主治**〕心肾不交所致的失眠。

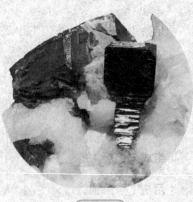

〔**组成**〕朱砂 15 克，黄连 12 克，生地黄、当归各 10 克，炙甘草 6 克。

〔**用法**〕水煎服，每日 1 剂，早晚分 2 次服用。

〔**功效**〕清心，育阴，安神。

〔**主治**〕心肾不交所致的失眠。

朱砂

〔**组成**〕莱菔子 15 克，茯苓 12 克，茯神、陈皮各 10 克，山楂、半夏各 9 克，连翘 6 克。

〔**用法**〕水煎服，午晚饭后服用。

〔**功效**〕健脾和胃，化滞消食。

〔**主治**〕胃气不和所致的失眠。

〔**组成**〕柴胡、苏梗、青皮、钩藤、山栀、白芍药、广陈皮、甘草各 10 克。

〔**用法**〕上药研为粗末，水煎服。

〔**功效**〕疏肝理气。

〔**主治**〕恼怒伤肝，肝火怫逆，不能眠卧。

〔**组成**〕半夏 15 克，秫米 50 克。

〔**用法**〕用河中长流水澄清，取清液煮秫米、半夏为粥样，但吃时去渣，只吃其汁 1 小杯。1 日 3 次，连服 3 天，以见效为止。

〔**功效**〕祛痰降逆，和胃，调阴阳。

〔**主治**〕因痰滞胃致阴阳失调的失眠。

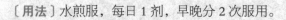

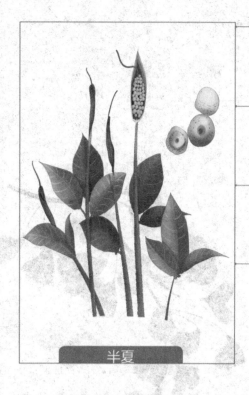

入药部位

植物的块茎。

性味归经

辛，温。归脾、胃、肺经。

功效

燥湿化痰，降逆止呕，消痞散结。

主治

用于湿痰寒痰、咳喘痰多、呕吐
反胃、胸脘痞闷、梅核气、痈肿
痰核等。

半夏

 咳　嗽

咳嗽是指胸腔突发性地收缩，造成肺部猛烈释放空气的动作，是人体的一种
保护性呼吸反射动作，用来清除呼吸道内分泌物或异物。咳嗽既是一个独立性的
病证，又是呼吸系统疾病的一个症状，包括各种肺炎、呼吸道感染、支气管扩张、
急慢性支气管炎等，也可见于其他系统疾病。咳嗽常伴有打喷嚏、流鼻涕、头痛、
发热、咳痰等症状。

 好发人群

咳嗽多见于老人和幼儿，尤以冬春季节为最多。

治验偏方

方一

〔组成〕尖贝母、麦冬、牛蒡子、前胡、杏仁、熟地、党参、粳米、款冬花（炙）

第一章　内科治验偏方

各9克，蜂蜜30克，法半夏、茯苓、炙甘草各6克。

〔用法〕水煎服。

〔功效〕清润祛风，止咳化痰，健脾补肾。

〔主治〕久咳不止。

 —— 方 二 ——

〔组成〕萝卜1个，白胡椒5粒，生姜3片，陈皮1片。

〔用法〕加水共煎30分钟，每日饮汤2次。

〔功效〕下气消痰。

〔主治〕咳嗽痰多。

 —— 方 三 ——

〔组成〕小排骨500克，白果30克，调料适量。

〔用法〕将小排骨洗净，加黄酒、姜片、水适量，文火焖1.5小时。白果去壳及红衣，加入汤内，加盐调味再煮15分钟，加味精调匀，并撒上青葱末。

〔功效〕止咳平喘。

〔主治〕痰多咳嗽气喘。

 —— 方 四 ——

〔组成〕玄参、麦冬各60克，桔梗30克，乌梅24克，甘草15克。

〔用法〕上药拣去杂质，干研后共研碎，混匀，分装，每袋18克，开水冲泡，代茶饮。每服1袋，每日2次。

〔功效〕清肺化痰。

〔主治〕燥咳痰少。

 —— 方 五 ——

〔组成〕黄梨适量，饴糖若干。

〔用法〕将黄梨去核，捣汁，与饴糖合并煎膏，每服2汤匙，每日3次。

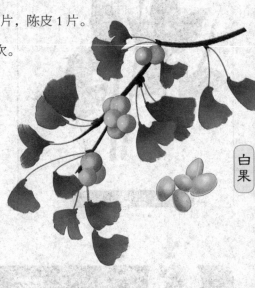

白果

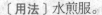
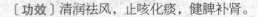

中医治验偏方大全

〔**功效**〕清肺化痰，润肺止咳。

〔**主治**〕肺燥咳嗽。

 方六

〔**组成**〕大白梨 1 个，蜂蜜 50 克。

〔**用法**〕先把白梨挖去核，将蜂蜜填入，加热蒸熟，每日
早晚各吃 1 个，连吃数日。

〔**功效**〕生津润燥，止咳化痰。

〔**主治**〕阴虚肺燥之久咳咽干、手足心热等。

 方七

〔**组成**〕黄精（中草药）30 克，冰糖 50 克。

〔**用法**〕将黄精洗净，用冷水发泡，置砂锅内，再放入冰糖，
加水适量。将锅置炉上，以武火煎煮，后用文火
煨熬，直至黄精烂熟，每日 2 次，吃黄精饮汤。

〔**功效**〕清肺，理脾，益精。

〔**主治**〕肺燥肺虚之咳嗽、干咳无痰、咯吐不利、食少口干、肾虚精亏等。

 方八

〔**组成**〕橘皮 15~20 克（鲜者 30 克），粳米 50~100 克。

〔**用法**〕先把橘皮煎取药汁，去渣，然后加入粳米煮粥；或将橘皮晒干，研为细末，
每次用 3~5 克调入已煮沸的稀粥中，再同煮为粥。

〔**功效**〕顺气，化痰。

〔**主治**〕痰湿犯肺之咳嗽。

 方九

〔**组成**〕柴胡、半夏、人参、生姜、鳖甲、桔梗、枳实、槟榔、吴茱萸各 150 克。

〔**用法**〕水煎服，1 日 1 剂，分 2 次服用。

〔**功效**〕疏肝解郁，下气止咳。

〔**主治**〕肝郁所致之咳喘。

黄精

第一章 内科治验偏方

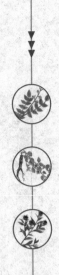

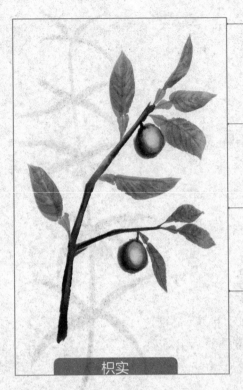

枳实

入药部位

植物的未成熟果实。

性味归经

苦、辛，微寒。归脾、胃、大肠经。

功效

破气消积，化痰除痞。

主治

用于腹痛便秘、泻痢后重、胸痹结胸、子宫脱垂、胃下垂等。

〔组成〕紫苏、杏仁、生姜、红糖各 10 克。

〔用法〕将紫苏与杏仁捣成泥，生姜切片共煎，取汁去渣，调入红糖再稍煮片刻，令其溶化，每日分 2~3 次饮用。

〔功效〕散风寒，止咳嗽。

〔主治〕外感风寒引起的咳嗽。

〔组成〕苦杏仁 6~10 克，生姜 3 片，白萝卜 100 克。

〔用法〕上药打碎后加水 400 毫升，文火煎至 100 毫升，可加少量白糖调味，每日 1 剂，分次服完。

〔功效〕散寒，化痰，止咳。

〔主治〕外感风寒引起的咳嗽。

〔组成〕白及、蜂蜜各 20 克，百部、瓜蒌各 25 克。

〔用法〕先将白及、百部、瓜蒌水煎，去滓取汁，再调入蜂蜜搅匀，每日 1 剂，
　　　　分 2 次服用。

〔功效〕润肺止咳，清热止血。

〔主治〕痰中带血及肺结核久咳。

〔组成〕瘦猪肉 50 克，杏仁 10 克，北沙参 15 克。

〔用法〕共煎煮汤饮，每日服 2 次。

〔功效〕清肺，化痰，生津。

〔主治〕咳嗽少痰，口渴咽干，咽痒等。

〔组成〕黄芩、鲜生地各 30 克，粳米 50 克。

〔用法〕将二药加水适量煎煮 1 小时，捞去药渣，再加粳米，
　　　　煮烂成粥，1 日内分顿连续食用。

〔功效〕清火补阴。

〔主治〕肝火犯肺之咳嗽。

〔组成〕法半夏、旋覆花、海蛤壳、淡竹茹、
　　　　陈皮、代赭石、川黄连、桑叶、茯苓、
　　　　海石粉、炙甘草各 60 克。

〔用法〕水煎服，1 日 1 剂，分 2 次服用。

〔功效〕泻肝平肺，降气化痰。

〔主治〕肝火犯肺之咳嗽。

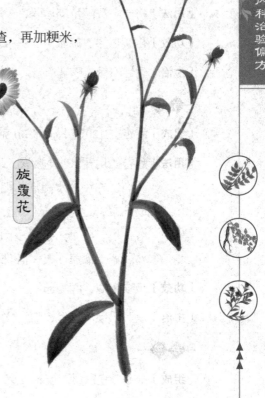

旋覆花

支气管炎

支气管炎是指气管、支气管黏膜及其周围组织的慢性非特异性炎症，主要由生物或非生物因素引起。症状表现为咳嗽、咳痰等。气温下降或受烟雾、粉尘、污染大气、吸烟等慢性刺激，皆可诱发支气管炎。

好发人群 ····

支气管炎多发于处于发育期的婴幼儿，免疫力低下的老年人，吸烟人群，工作环境接触粉尘、烟雾比较多的人群，居住环境雾霾严重的人群，以及存在慢性疾病、肿瘤的患者。

治验偏方 ····

 方 一

〔**组成**〕鲜白萝卜 500 克。

〔**用法**〕将萝卜洗净带皮切碎，绞取汁。内服。

〔**功效**〕化痰热，散瘀血，消积滞。

〔**主治**〕急性气管炎咳喘。

白萝卜

 方 二

〔**组成**〕甜杏仁 120 克，大米 30 克，白糖 200 克。

〔**用法**〕甜杏仁用开水略泡片刻，剥去外衣，洗净，剁成碎粒，用冷水浸泡。大米洗净，亦用冷水浸泡。把杏仁和大米捞在一起，加入清水 650 毫升，磨成细浆，过滤去渣。锅置于火上，放入清水 500 毫升，加入白糖，待糖溶化后，将杏仁浆慢慢倒入锅内，随倒随搅（以防煳底），搅成浓汁，熟后盖上锅盖，熄火稍焖即成。

〔**功效**〕止咳定喘，润肠通便。

〔**主治**〕急、慢性气管炎，肺结核等有咳喘者。

 方 三

〔**组成**〕茯苓 20 克，瓜蒌皮 15 克，麻黄、杏仁、陈皮、北沙参、板蓝根各 10 克，

中医治验偏方大全

半夏、炙甘草、白芥子、苏子、莱菔子各 6 克。

〔**用法**〕水煎服，每日 1 剂，分 2 次服用，10 天为 1 疗程。

〔**功效**〕宣肺化痰，止咳平喘，清热降逆。

〔**主治**〕慢性支气管炎。

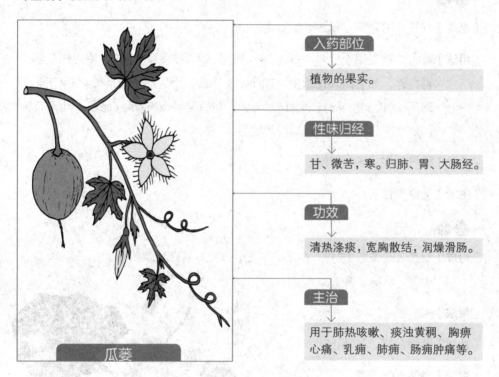

入药部位

植物的果实。

性味归经

甘、微苦，寒。归肺、胃、大肠经。

功效

清热涤痰，宽胸散结，润燥滑肠。

主治

用于肺热咳嗽、痰浊黄稠、胸痹心痛、乳痈、肺痈、肠痈肿痛等。

瓜蒌

〔**组成**〕陈皮、山药、桔梗各 20 克，茯苓、杏仁各 15 克，白术 12 克，党参、半夏、黄芪、甘草各 10 克。

〔**用法**〕煎汤服。

〔**功效**〕益气健脾，化痰止咳。

〔**主治**〕慢性气管炎。

〔**组成**〕麦冬、地龙各 15 克，人参、麻黄、杏仁、黄芩、贝母、葶苈子、桃仁、红花各 10 克，石膏 30 克，五味子、甘草各 6 克。

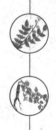

〔用法〕水煎服，每日 1 剂，10 日为 1 疗程。

〔功效〕益气清肺，活血化痰。

〔主治〕慢性支气管炎。

方 六

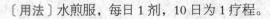

〔组成〕苏子、白芥子、萝卜子各 6 克。

〔用法〕将上 3 药先用小火炒 3~5 分钟，后用干净的白纱布包好，用白线扎牢，再打碎，然后倒入瓦罐中，加冷水 1 小碗，小火煎 10 分钟，约剩下半小碗药汁时，滤出头汁；再加水大半碗，约煎至半碗药液时，滤出二汁，弃渣。每日 2 次，每次半小碗，饭后饮服。

〔功效〕降气化痰，畅膈宽胸。

〔主治〕慢性气管炎。

方 七

〔组成〕党参、茯苓各 15 克，白术、半夏、陈皮、紫菀、款冬花、甘草各 10 克，干姜、五味子各 5 克。

〔用法〕水煎服。

〔功效〕健脾祛痰，温肺止咳。

〔主治〕慢性支气管炎。

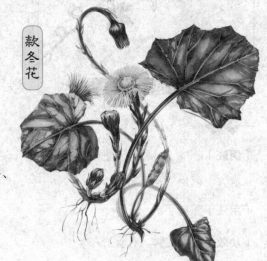
款冬花

方 八

〔组成〕灵芝、百合各 15 克，南沙参、北沙参各 10 克。

〔用法〕水煎服。

〔功效〕养阴清肺。

〔主治〕慢性支气管炎。

方 九

〔组成〕麻黄、桂枝、细辛、芍药、甘草各 10 克，五味子、半夏各 5 克。

〔用法〕煎汤水饮。

〔功效〕解表散寒，温肺化饮。

〔主治〕慢性气管炎。

〔组成〕五味子、半夏各10克，麻黄、干姜、桂枝各9克，甘草、细辛、白芍各6克。

〔用法〕水煎服，每日1剂，早晚服用。

〔功效〕温肺化饮。

〔主治〕外寒内饮引起的慢性支气管炎。

〔组成〕白果15克，桑白皮12克，麻黄、杏仁各10克，款冬花、半夏、苏子、黄芩各9克，甘草6克。

〔用法〕水煎服，1日1剂，分2次服用。

〔功效〕宽肺清热。

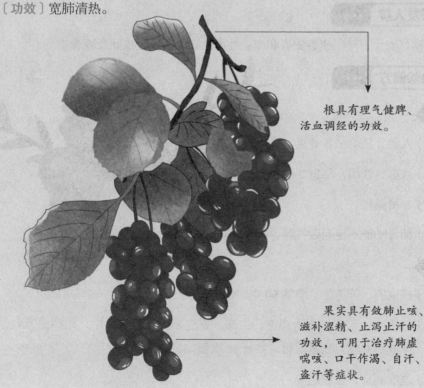

根具有理气健脾、活血调经的功效。

五味子

果实具有敛肺止咳、滋补涩精、止泻止汗的功效，可用于治疗肺虚喘咳、口干作渴、自汗、盗汗等症状。

〔主治〕外寒内热所致的慢性支气管炎。

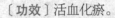

—〔方十二〕—

〔组成〕丹参 15 克，当归、桃仁、赤芍、地龙各 10 克，川芎 5 克。

〔用法〕上药水煎取汁 200 毫升，每日早晚分 2 次服用。4 周为 1 疗程。

〔功效〕活血化瘀。

〔主治〕老年慢性支气管炎。

哮 喘

通常所说的哮喘指支气管哮喘，是由肥大细胞、T 淋巴细胞、中性粒细胞等多种细胞与细胞组分参与的一种以慢性气道炎症和气道高反应性为特征的异质性疾病。症状表现为反复发作的喘息、气促、胸闷或咳嗽等。

好发人群 ••••

哮喘好发于有哮喘家族史者和变应性鼻炎者，多发于夜间及凌晨。

治验偏方 ••••

—〔方一〕—

〔组成〕人参、核桃仁各 6 克。

〔用法〕水煎，饮用，每日 2~3 次。

〔功效〕补肾温肺。

〔主治〕肺肾功能不足而致气喘、久嗽等。

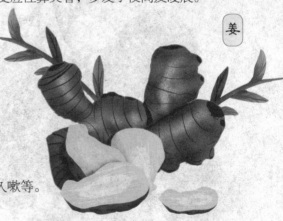

姜

—〔方二〕—

〔组成〕核桃肉、苦杏仁、姜各 50 克，蜂蜜适量。

〔用法〕核桃肉、苦杏仁用水浸泡，去皮。姜洗净切末。共捣烂，加蜂蜜为丸，捏成小丸粒。临睡前服，共分 10 次服完。

〔功效〕理虚润肺，止咳定喘。

〔**主治**〕肺热咳喘，痰吐不利等。

〔**组成**〕橘红 30 克，川贝母、生石膏、杏仁各 25 克，前胡 12 克，生甘草 10 克，雪梨 7 个，冬瓜条 100 克，冰糖 120 克，白矾适量。

〔**用法**〕将石膏、杏仁、前胡、甘草放入砂锅内，加水煎熬，取汁 1 小碗待用；将冬瓜切成小粒，川贝母敲碎，橘红研成细末，雪梨洗净削皮，捣烂放入白矾水，放入冬瓜粒、冰糖、川贝母、橘红末，再倒入药汁，共盛 1 大碗内搅拌均匀；置于蒸锅中隔水蒸 60 分钟左右，成黏稠膏状即可。分次酌量食用。

〔**功效**〕清热，止咳，平喘。

〔**主治**〕热性哮喘。

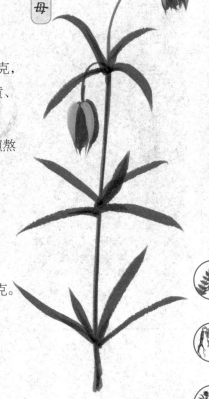

川贝母

〔**组成**〕苦杏仁、紫苏子、茯苓各 10 克，清半夏 7 克，白芥子、葶苈子（布包）各 6 克，蜜麻黄、蜜款冬花、蜜橘红各 5 克，炙甘草 4 克。

〔**用法**〕将配方中的药材放入砂锅中加水用小火煎熬即可，每日 1 剂，分 2 次服用。

〔**功效**〕止咳定喘。

〔**主治**〕风寒哮喘。

〔**组成**〕杏仁、旋覆花、款冬花各 10 克，粳米 50 克。

〔**用法**〕前 3 味煎水去渣，入粳米煮粥，空腹食。

〔**功效**〕止咳平喘。

〔**主治**〕咳喘偏寒者。

〔**组成**〕杏仁、地龙各 20 克，射干、全蝎、僵蚕、陈皮、桃仁各 15 克，麻黄 10 克。

〔**用法**〕每日 1 剂，水煎 2 次，合并药液 400 毫升，分 3 次口服。

〔功效〕调理肺气，化痰止喘。

〔主治〕支气管哮喘。

〔组成〕炙麻黄、杏仁、桂枝、陈皮、半夏、苏子各9克，炙甘草6克。

〔用法〕每日1剂，水煎，2次分服，以喘平为期。

〔功效〕理气降逆，化痰平喘。

〔主治〕支气管哮喘。

〔组成〕黄花鱼胆1个，虎耳草25克，山楂根、茶树根各50克，大枣5枚。

〔用法〕水煎，每日服1剂。

〔功效〕润肺健脾。

〔主治〕支气管哮喘。

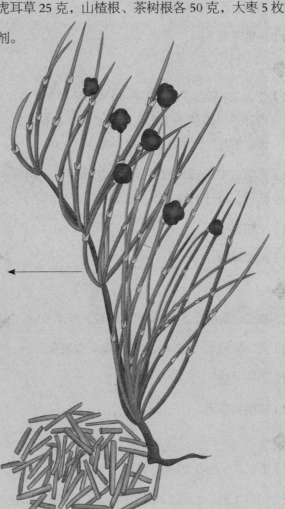

具有发汗散寒、宣肺平喘、利水消肿的功效，可用于治疗风寒感冒、胸闷喘咳、支气管哮喘等。

〔组成〕老鹳草、碧桃干、佛耳草各 15 克，姜半夏、旋覆花、全瓜蒌、防风各 10
　　　　克，五味子 6 克。

〔用法〕水煎服，每日晚饭后 1 剂。

〔功效〕化痰平喘，降逆纳气。

〔主治〕慢性支气管哮喘，肺气肿哮喘，支气管哮喘。

灵芝

〔组成〕茯苓、冰糖各 15 克，灵芝、苏叶各
　　　　10 克，半夏 8 克，厚朴 5 克。

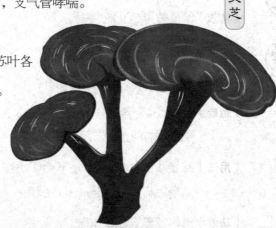

〔用法〕水煎。1 日 2~3 次分服。

〔功效〕清热，祛湿，平喘。

〔主治〕过敏性哮喘。

肺　炎

肺炎是指末气道、肺泡和肺间质出现的炎症，多由病原微生物、免疫损伤、理化因素、过敏及药物所致，是呼吸系统多发病。症状表现为咳嗽、发热、呼吸困难，或嗜睡、脱水、食欲减退等。病情严重者会危及生命。

好发人群

肺炎可发生于任何年龄段的人群，尤以 2 岁以下儿童、65 岁以上的老人、免疫力低下的人为甚。

治验偏方

〔组成〕桑白皮 25 克，地骨皮、黄芩、前胡各 15 克，浙贝母、杏仁各 12 克，葶
　　　　苈子、枇杷叶、知母各 10 克，甘草 6 克。

〔用法〕每日 1 剂，水煎 2 次，取汁混合，上午 10 时、下午 3 时 30 分各服 1 次。

〔功效〕清泻肺热，止咳平喘。

〔主治〕肺炎。

〔组成〕金银花、连翘各 15 克，麻黄、杏仁、甘草、荆芥穗各 10 克，生石膏 45 克。

〔用法〕每日 1 剂，水煎服。

〔功效〕清热解毒，止咳平喘。

〔主治〕肺炎。

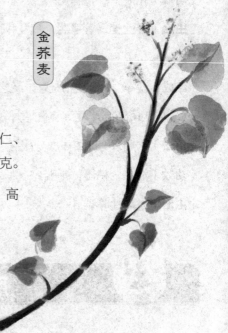

金荞麦

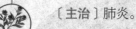

〔组成〕金银花、金荞麦各 30 克，连翘 15 克，杏仁、
柴胡、桔梗、桃仁、大黄（后下）各 10 克。

〔用法〕每日 1 剂，水煎，分早晚 2 次服用。高
热期每日 2 剂，分 4~6 次服用。

〔功效〕清热解毒，祛痰排脓。

〔主治〕肺炎实变期。

〔组成〕琼枝、桑白皮各 15 克，麦冬 9 克，地骨皮、石膏各 30 克。

〔用法〕上 5 味连煎 2 次，2 次煎液混合后服，每日 1 剂，分 2 次服用。

〔功效〕清热，化痰，止咳。

〔主治〕感染性肺炎。

〔组成〕白僵蚕、蝉蜕、栀子、淡豆豉、杏仁、佩兰、鱼腥草、半夏、浙贝母、
枇杷叶各 10 克，姜黄 6 克。

〔用法〕水煎服，每日 1 剂，每日服 3 次，7 日为 1 疗程。

〔功效〕宣肺开郁，清热化湿。

〔主治〕湿热郁肺型细菌性肺炎。

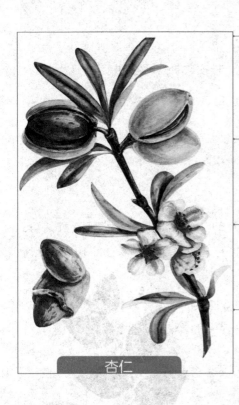

入药部位

植物的成熟种仁。

性味归经

苦，微温。有小毒。归肺、大肠经。

功效

止咳平喘，润肠通便。

主治

用于咳嗽气喘、肠燥便秘等。

杏仁

方 六

〔组成〕冬瓜仁 30 克，苇茎、薏苡仁各 25 克，鱼腥草、丹参各 15 克，黄芩、桃仁、
　　　　川贝各 10 克，甘草 5 克。

〔用法〕每日 1 剂，水煎，分 2 次服用。

〔功效〕清肺化痰，活血祛瘀。

〔主治〕老年性肺炎。

方 七

〔组成〕连翘 20 克，大黄（后下）、芒硝（冲服）、黄芩各 15 克，栀子 10 克，薄荷、
　　　　甘草各 6 克。

〔用法〕每剂煎 300 毫升，每天服 2 次，每 6 小时服 150 毫升。

〔功效〕清泻肺热。

〔主治〕休克型肺炎。

〔组成〕昆布、海带根各 30 克，知母 15 克，桔梗、浙贝母各 10 克。

〔用法〕上药连煎 2 次，2 次煎液混合后服，每日 1 剂，分 2 次服用。

〔功效〕清热，化痰，止咳。

〔主治〕肺炎，支气管炎。

〔组成〕金银花、鱼腥草各 20 克，虎杖、大青叶、柴胡、黄芩、青蒿、野菊花、
贯众各 15 克，草河车 12 克，石膏 40 克，杏仁、地龙、僵蚕各 10 克，麻黄、
甘草各 6 克。

〔用法〕每日 1 剂，水煎服。小儿酌减。

〔功效〕清热解毒，宣肺平喘。

〔主治〕肺炎、急性支气管炎辨证属肺热喘咳者。

〔组成〕金银花、石膏各 100 克（先煎），知母、
连翘各 15 克，甘草 10 克。

〔用法〕水煎服。

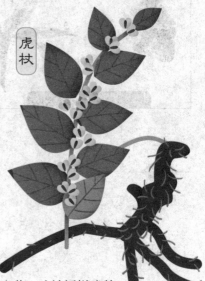

虎杖

〔功效〕清热解毒，养阴退热。

〔主治〕大叶性肺炎及肺内感染所致之身大热、咳嗽、吐铁锈样痰等。

胃 炎

　　胃炎是胃黏膜炎症的统称，为最常见的消化系统疾病之一。按病程划
分，可分为急性胃炎和慢性胃炎。急性胃炎的病因明确，症状表现为上腹痛、
腹胀、嗳气、食欲减退、恶心、呕吐等，最为常见的有急性单纯性胃炎和急性
糜烂性胃炎；慢性胃炎的病因尚不明确，大多无明显症状和体征，一般仅见饭后

饱胀、泛酸、嗳气、无规律性腹痛等消化不良症状，通常可分为浅表性胃炎、萎缩性胃炎和肥厚性胃炎。

 好发人群 ···

　　急性胃炎好发于有应激、服用药物等诱发因素的人；慢性胃炎好发于长期饮食不规律或长期进食生、冷、硬食物的人，长期加班劳累的人，长期吸烟、酗酒的人，以及有幽门螺杆菌感染的人。一般男性发病率高于女性。

 治验偏方 ···

方一

〔组成〕党参、半夏、苍术各 10 克，柴胡、黄芩、陈皮、厚朴各 6 克，甘草 3 克，
　　　　生姜 3 片，大枣 4 枚。

〔用法〕水煎服。

〔功效〕燥湿除痰，理气止痛，疏肝健脾。

〔主治〕急性胃炎。

方二

〔组成〕煅瓦楞子 15 克，川楝子、延胡索各 12 克，柴胡、白术、茯苓、白芍各 10
　　　　克，枳实 9 克，甘草 6 克。

〔用法〕水煎服。

〔功效〕疏肝和胃，理气止痛。

〔主治〕急、慢性胃炎。

方三

〔组成〕茯苓 12 克，党参 10 克，白术、陈皮各 9 克，炙甘草 6 克，广木香 5 克，
　　　　砂仁 4 克。

〔用法〕水煎服，每日 1 剂，分 2 次服用。

〔功效〕健脾和胃。

〔主治〕慢性胃炎。

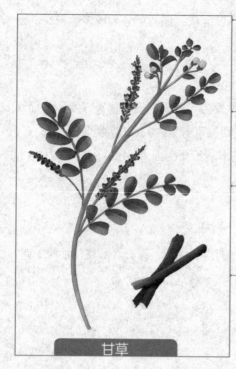

甘草

入药部位

植物的干燥根及根茎。

性味归经

甘，平。归心、胃、脾、肺经。

功效

补脾益气，止咳祛痰，缓急定痛，
调和药性。

主治

用于脾胃虚弱、咳嗽气喘、痈疽
疮毒、缓和药物烈性、解药毒等。

〔组成〕生姜 25 克，韭菜 250 克，牛奶 250 毫升。

〔用法〕姜与韭菜洗净，捣汁，将汁放入锅中见沸，再加入牛奶煮沸。趁热饮用，
　　　　每日早晨饮 1 次，连日饮用。

〔功效〕补虚调胃，驱寒散滞。

〔主治〕慢性胃炎。

〔组成〕八月札 15 克，炒黄芩、炒白术、香扁豆、炒白芍、制香附、炙延胡索各
　　　　9 克，柴胡、苏梗、炒六曲、香谷芽各 6 克，炙甘草 3 克。

〔用法〕水煎，分 2 次，饭后 1 小时温服。

〔功效〕调肝和胃，健脾安中。

〔主治〕慢性胃炎。

〔组成〕党参、木香、陈皮、黄芩、制半夏、六曲、蒲公英各 9 克，炙甘草、黄

连各 3 克。

〔用法〕水煎服，每日服 1 剂，分 2 次服用。

〔功效〕健脾和胃，清热利湿。

〔主治〕慢性胃炎。

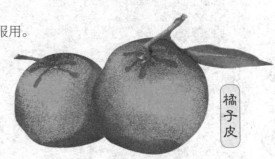

橘子皮

方七

〔组成〕生姜、橘子皮各 20 克。

〔用法〕水煎，每日 2~3 次分服。

〔功效〕健胃，解毒。

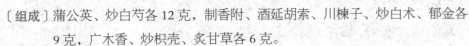

〔主治〕慢性胃炎之胃痛、呕吐黏液或清水。

方八

〔组成〕蒲公英、炒白芍各 12 克，制香附、酒延胡索、川楝子、炒白术、郁金各
　　　　9 克，广木香、炒枳壳、炙甘草各 6 克。

〔用法〕每日 1 剂，水煎，分 2 次服用。

〔功效〕理气止痛。

〔主治〕慢性胃炎之肝胃气滞。

方九

〔组成〕小茴香（炒）、石菖蒲根、枳壳各 100 克，烧酒 1000 毫升。

〔用法〕以烧酒浸泡前 3 味，约 10 天后可饮，每日 2 次，饭后适量饮服。

〔功效〕健胃理气。

〔主治〕慢性胃炎，胃弛缓、下垂或痞闷饱胀。

方十

〔组成〕麦冬、蒲公英各 15 克，石斛 12 克，玉竹、山楂各 10 克。

〔用法〕每日 1 剂，水煎 3 次，取汁 300 毫升，每日 3 次，每次 100 毫升口服。
　　　　同时多饮糖水，以增加胃内酸度。3 个月为 1 疗程。

〔功效〕养阴清热，健脾和胃。

第一章　内科治验偏方

〔主治〕萎缩性胃炎。

〔组成〕芦根 30 克，蒲公英、麦冬各 15 克，竹茹、白芍各 12 克，枳壳、石斛各 10 克，薄荷、甘草各 6 克。

〔用法〕水煎 300 毫升，早晚分 2 次饭前温服，每周服 5 剂。

〔功效〕理气止痛，轻清凉润。

〔主治〕慢性浅表性胃炎。

〔组成〕黄芪 30 克，蒲公英、百合、白芍、丹参各 20 克，乌药、甘草、炒神曲、炒山楂、炒麦芽各 10 克。

〔用法〕每日 1 剂，水煎服。

〔功效〕益气健脾，解毒生肌，活血通络，缓急止痛。

〔主治〕慢性浅表性胃炎。

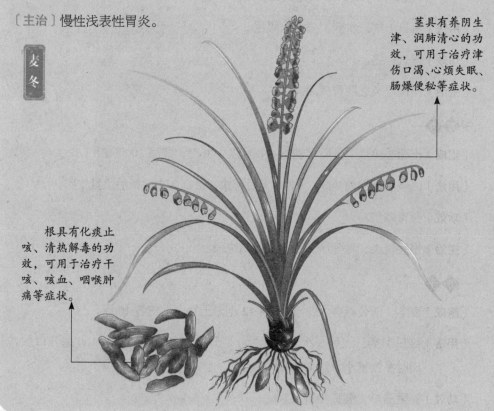

麦冬

茎具有养阴生津、润肺清心的功效，可用于治疗津伤口渴、心烦失眠、肠燥便秘等症状。

根具有化痰止咳、清热解毒的功效，可用于治疗干咳、咳血、咽喉肿痛等症状。

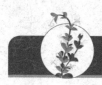

急性胃肠炎

急性胃肠炎是指胃肠黏膜的急性炎症，多由饮食不当、暴饮暴食，或食入生冷腐馊、秽浊不洁的食品所致，症状表现为发热、恶心、呕吐、腹痛、腹泻等。根据病因不同，急性胃肠炎可分为感染性和非感染性，临床以感染性急性胃肠炎更为常见，其病原体包括细菌、病毒、寄生虫等。

 好发人群 ····

急性胃肠炎好发于饮食不当、暴饮暴食者，以及免疫力低下者。

 治验偏方 ····

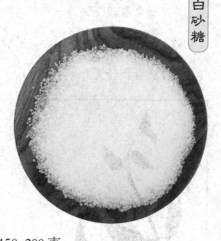

白砂糖

── 方 一 ──

〔组成〕木棉花 30~50 克，白砂糖适量。

〔用法〕用清水 2 碗半煎至 1 碗，去渣饮用。

〔功效〕利湿清热。

〔主治〕急性胃肠炎。

── 方 二 ──

〔组成〕鲜火炭母 60 克（小儿减半），猪血 150~200 克。

〔用法〕清水适量煲汤，用食盐少许调味，饮汤食猪血，但要注意肠炎腹泻者只饮汤，不吃猪血。

〔功效〕清热解毒，消胀满，利大肠。

〔主治〕急性胃肠炎。

── 方 三 ──

〔组成〕新鲜马齿苋 120 克（干者 30 克），绿豆 30~60 克。

〔用法〕煎汤服食，每日 1 次，连服 3~4 次。

〔功效〕清热，解毒。

〔主治〕急性胃肠炎。

第一章 内科治验偏方

〔**组成**〕龙眼核（桂圆核）适量。

〔**用法**〕将龙眼核焙干研成细粉。每次 25 克，每日 2 次，白开水送服。

〔**功效**〕补脾和胃。

〔**主治**〕急性胃肠炎。

〔**组成**〕鲜鸡矢藤叶 60 克，大米 30 克。

〔**用法**〕先用清水泡软大米，然后与鸡矢藤叶一起放入砂锅内捣烂，加水和红糖
　　　　适量煮成糊服食。

〔**功效**〕解暑除湿，祛风解毒，健脾导滞。

〔**主治**〕急性胃肠炎。

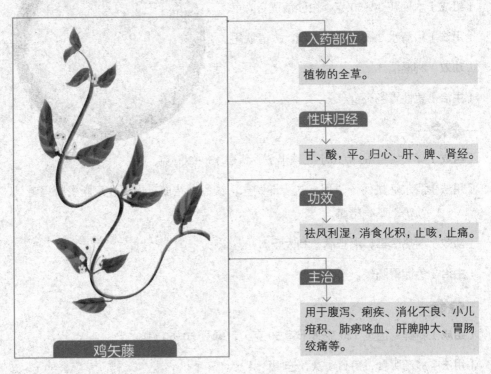

鸡矢藤

入药部位

植物的全草。

性味归经

甘、酸，平。归心、肝、脾、肾经。

功效

祛风利湿，消食化积，止咳，止痛。

主治

用于腹泻、痢疾、消化不良、小儿
疳积、肺痨咯血、肝脾肿大、胃肠
绞痛等。

〔**组成**〕马齿苋、野荠菜各 50 克，白萝卜干 20 克，生姜 3 片。

中医治验偏方大全

〔**用法**〕水煎服，每日 1~2 次。

〔**功效**〕清热利湿。

〔**主治**〕温热型急性胃肠炎。

——方七——

〔**组成**〕艾叶 9 克，红茶叶 6 克，生姜 2 片。

〔**用法**〕将上药一并煎水服用，1 日 2~3 次。或将茶叶等量研成细末，用生姜煮
水送服，每次 6 克，1 日 3 次。

〔**功效**〕散寒利湿。

〔**主治**〕寒湿型急性胃肠炎。

——方八——

〔**组成**〕连根韭菜适量。

〔**用法**〕洗净捣烂，取汁约 100 毫升，温开水冲服，每日 2~3 次，连服 3~5 天。

〔**功效**〕温阳祛寒。

〔**主治**〕虚寒所致的急性胃肠炎。

腹　泻

腹泻俗称拉肚子，多由肠道疾患引起，分急、慢性两种。急性指急起发病、
历时短暂的排便次数频繁，粪便稀薄，或含有脓血黏液的腹泻，病程为 2~3 周；
慢性则是指大便次数增多，大便不成形，稀薄或有脓、血、黏液相杂，间歇或持
续历时 2 个月以上。

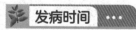**发病时间**

腹泻多发于夏、秋季节。

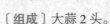
治验偏方

—— 方 一 ——

〔组成〕大蒜 2 头。

〔用法〕烧灰存性，煮水。温服。

〔功效〕解毒，消炎。

〔主治〕腹泻不止。

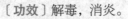

—— 方 二 ——

〔组成〕红高粱米 120 克，黑豆 60 克，神曲 40 克，大枣 30 克。

〔用法〕大枣煮熟去核，其他 3 味研成细粉，加适量枣与汤调和，捏成饼，蒸熟，
焙干，轧成细粉，置砂锅内炒成黄黑色，用蜂蜜少许调捏成丸，每丸 8 克。
晚饭后服 4 丸，白水送下。

〔功效〕温中收敛，解毒止痛，健脾和胃，止泻安神。

〔主治〕腹痛腹泻或胃气不和刺痛吐酸。

—— 方 三 ——

〔组成〕补骨脂 20 克，炒白术、大枣各 15 克，五味子、肉豆蔻、吴茱萸、炒白芍、
防风各 10 克，炒陈皮 6 克，生姜 3 片。

〔用法〕每日 1 剂，水煎 2 次，口服。

〔功效〕温肾抑肝，健脾止泻。

〔主治〕五更泻。

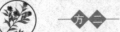

莲子

—— 方 四 ——

〔组成〕芡实（鸡头米）、莲子、怀山药、白扁豆各等份，白糖适量。

〔用法〕共研磨成细粉，加白糖蒸熟。当点心吃，每次 50~100 克，连食数日。

〔功效〕补中益气，收敛，祛湿。

〔主治〕慢性泄泻，五更泻等。

中医治验偏方大全

〔组成〕山药、糯米各 30 克，大枣 10 枚，薏苡仁 20 克，干姜 3 片，红糖 15 克。

〔用法〕按常法共煮作粥，每日分 3 次服下，连续服用半月至愈。

〔功效〕补益脾胃。

〔主治〕脾胃虚弱引起的慢性腹泻。

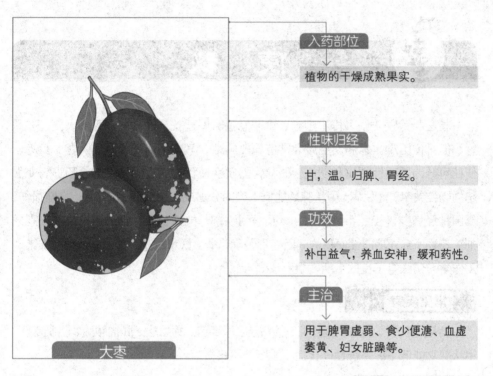

入药部位

植物的干燥成熟果实。

性味归经

甘，温。归脾、胃经。

功效

补中益气，养血安神，缓和药性。

主治

用于脾胃虚弱、食少便溏、血虚萎黄、妇女脏躁等。

大枣

〔组成〕党参、山药、茯苓、神曲各 15 克，制附片、淫羊藿、木香、苍术、白术、石榴皮各 10 克，炮姜、五味子、黄连各 6 克。

〔用法〕每日 1 剂，水煎，分 2~3 次温服。

〔功效〕温肾健脾，涩肠止泻。

〔主治〕老年慢性腹泻。

〔组成〕炙甘草、白茯苓、白术、山药各 120 克，人参（去芦）、白扁豆各 90 克，莲子肉（去皮）、薏仁、缩砂仁、桔梗各 60 克。

〔**用法**〕上药共为细末，早晚饭后大枣汤或温开水送服，每日 2 次，每次 9 克，30 天为 1 疗程；或水煎服，每日 1 剂，分 2 次服用。

〔**功效**〕健脾益气，和胃渗湿。

〔**主治**〕脾虚型慢性腹泻，慢性结肠炎，过敏性结肠炎，肠易激综合征。

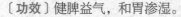

便 秘

便秘指大便干结、排出困难、排便间隔时间延长，通常两三天不大便，有便意，但排便困难。本病发生原因常有燥热内结、气虚传送无力，或阴虚血少等。便秘可分为器质性便秘和功能性便秘，器质性便秘的病变明确，常由肠管病变引起的肠腔狭窄，糖尿病、甲状腺功能低下等内分泌或代谢疾病，脑卒中、脊髓损伤、周围神经病变等神经系统疾病，以及服用铁剂、抗抑郁药、钙通道拮抗剂、利尿剂等药物所致；功能性便秘的病因尚不明确，多由饮水过少、食物中缺乏纤维素、工作学习紧张等不良的生活习惯所致。

常见疾病 ....

痔疮、肛裂、溃疡、直肠炎、肠粘连、尿毒症、糖尿病、肛周脓肿、膈肌麻痹、甲状腺功能低下、系统性硬化症、肌营养不良等。

治验偏方 ....

方一

〔**组成**〕番泻叶 1.5~3 克。

〔**用法**〕开水泡，代茶饮。

〔**功效**〕泻热通便。

〔**主治**〕便秘。

方二

〔**组成**〕生白芍 30 克，生甘草 20 克，枳实 15 克。

〔**用法**〕2 碗水煎成大半碗，每日服 1 剂。

〔**功效**〕敛阴生津，行气和中。

〔**主治**〕便秘。

〔**组成**〕大戟（研末）1.5 克，红枣肉 5~10 个。

〔**用法**〕将上药捣如膏状，备用。用时取上药膏贴敷神阙穴，外用纱布包扎固定。

〔**功效**〕补中通便。

〔**主治**〕便秘。

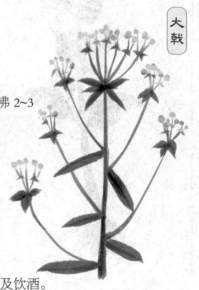

大戟

〔**组成**〕紫草 15 克。

〔**用法**〕每日 1 剂。冷水浸泡半小时后，煮沸 2~3
分钟，候温饮服。每剂水煎 2 次。

〔**功效**〕活血凉血，清热解毒。

〔**主治**〕习惯性便秘。

〔**组成**〕生花生仁 30 克（1 次量）。

〔**用法**〕空腹咀嚼生吃，早晚各 1 次。忌食辛辣及饮酒。

〔**功效**〕润肠通便。

〔**主治**〕大便干燥费力，大便间隔时间延长的习惯性便秘。

〔**组成**〕猪胆 1 个，菜籽油适量。

〔**用法**〕将猪胆汁全部倾出，装入菜籽油，芦管相结，缚定夹，套入谷道，以手
捻之，令病人提气，忍大便状，油入内即通。

〔**功效**〕润肠通便。

〔**主治**〕大便干结难行。

〔组成〕 玄参、麦冬各 9 克，枸杞子 12 克。

〔用法〕 以开水（约 500 毫升）冲泡，饭后 1 次内服。

〔功效〕 滋阴润燥。

〔主治〕 肠燥便秘。

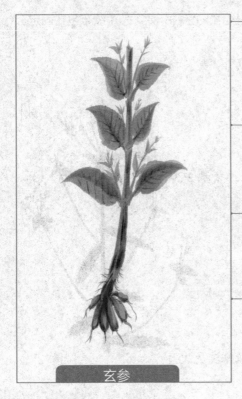

玄参

入药部位

植物的根。

性味归经

苦、甘、咸，微寒。归肺、胃、肾经。

功效

清热凉血，解毒散结，滋阴生津。

主治

用于身热夜甚、血热发斑、咽喉肿痛、痈肿疮毒、肠燥便秘等。

〔组成〕 松子仁、瓜蒌仁各 25 克，火麻仁 20 克。

〔用法〕 水煎，每日服 1 剂。

〔功效〕 润肠通便。

〔主治〕 阴虚肠燥之便秘。

〔组成〕 郁李仁 15 克，白米 50 克。

中医治验偏方大全

〔用法〕将郁李仁捣烂，置水中搅匀，滤去渣，取其汁，亦可将郁李仁加 500 毫升水煎煮取汁，以药汁同淘洗净的白米煮粥，每日早晚温热服食。

〔功效〕润燥滑肠。

〔主治〕老人便秘。

〔组成〕蜜糖 30 克，金银花 15 克。

〔用法〕先将金银花煎水，去渣放凉，分次加入蜜糖，溶化后饮用。煎时不要太浓，一般煎成 2 碗金银花汁，瓶贮分冲，冲蜜糖服。

〔功效〕清热通便。

〔主治〕热结所致的便秘。

肝　炎

　　肝炎是肝脏炎症的统称，是临床上一种常见的疾病。肝炎多由病毒、细菌、寄生虫、化学毒物、药物、酒精、自身免疫因素等致病因素引起，导致肝细胞受损，肝功能异常。症状表现为恶心、呕吐、腹胀、易疲倦、食欲减退、厌油腻食物等。通常所说的肝炎，多指甲型、乙型、丙型等肝炎病毒引起的病毒性肝炎。

好发人群

　　肝炎可发生于各类人群。

治验偏方

〔组成〕桑枝 30 克，草决明、丹参、白花蛇舌草、生地、黄精各 15 克，金钱草、车前子（包）、泽泻、薏苡仁、山楂、草河车、何首乌各 12 克，丹皮、大黄炭、桃仁各 10 克，生黄芪 5 克。

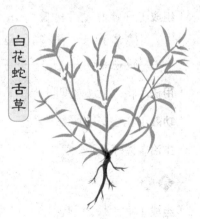

白花蛇舌草

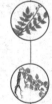

〔**用法**〕水煎服，每日 1 剂，分 2 次服用。

〔**功效**〕清除里邪，扶正补虚，调理气血。

〔**主治**〕肝炎。

 方二

〔**组成**〕虎杖根 500 克，北五味子 250 克，蜂蜜 1000 克。

〔**用法**〕将虎杖、五味子洗净，用砂锅加水浸泡半小时，水量以浸没药物为度，中火煎沸后，改用小火煎半小时，等剩下 1 大碗药液时，滤出头汁；再加水 2 大碗，煎二汁，约剩下 1 大碗药液时，滤出，弃渣；最后将头汁、二汁及蜂蜜一起倒入大砂锅内，小火煎沸 5 分钟后，离火，冷却，装瓶，盖紧，每日 3 次，每次 1 匙，饭后开水冲服，两个月为 1 疗程。

〔**功效**〕柔肝解毒，祛疹止痛，利湿。

〔**主治**〕慢性肝炎。

 方三

黄豆

〔**组成**〕黄豆 60 克，白菜干 45 克，茵陈 30 克，郁金 9 克，山栀、柴胡、通草各 6 克。

〔**用法**〕黄豆与白菜干煎汤饮服，早晚另煎服茵陈等 5 味中药。

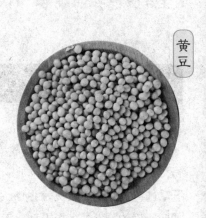

〔**功效**〕疏肝理气，退黄。

〔**主治**〕病毒性肝炎。

 方四

〔**组成**〕丹参 16 克，酸枣仁 15 克，生地黄 12~15 克，柏子仁、麦冬、当归、党参各 12 克，茯苓 10~12 克，天门冬、玄参、桔梗各 10 克，五味子 9 克，远志 8 克。

〔**用法**〕将以上加水煎服，每日 1 剂，分 2 次服用。

〔**功效**〕养心安神，治阴柔肝。

〔**主治**〕慢性迁延性肝炎。

 方五

〔**组成**〕垂盆草、板蓝根各 30 克，党参、茯苓各 20 克，当归、麦芽各 15 克，白芍、

中医治验偏方大全

郁金各 10 克，柴胡 8 克，甘草 6 克，五味子 5 克。

〔用法〕每日 1 剂，水煎，分 2 次服用，1 个月为 1 疗程。

〔功效〕健脾和胃，疏肝活血，利湿清热。

〔主治〕慢性乙型肝炎之肝郁脾虚。

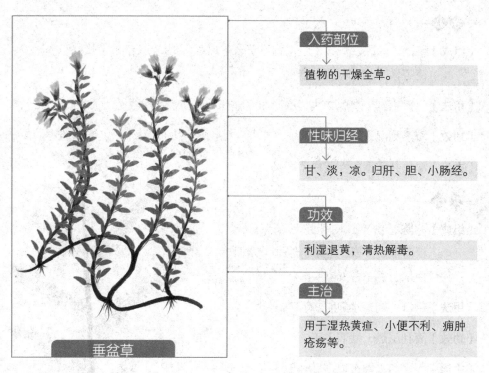

垂盆草

入药部位

植物的干燥全草。

性味归经

甘、淡，凉。归肝、胆、小肠经。

功效

利湿退黄，清热解毒。

主治

用于湿热黄疸、小便不利、痈肿疮疡等。

方 六

〔组成〕生地、丹参、蒲公英、垂盆草、白花蛇舌草各 20 克，女贞子、五味子、枸杞子各 15 克，川楝子 10 克，生甘草 5 克。

〔用法〕文火水煎，每日 1 剂。

〔功效〕养阴柔肝，活血止痛，清热解毒。

〔主治〕慢性乙型肝炎，证属肝肾阴虚，余毒未净。

方 七

〔组成〕茵陈 30~60 克，连翘 15~18 克，蒲公英、葛根、苍术、川朴、郁金、丹参各 15 克，柴胡 10~15 克，白芍、板蓝根各 12 克，当归、白术、茯苓各 10 克，升麻 6~10 克，甘草 6 克。

〔用法〕水煎服，每日 1 剂，小儿用量酌减。

〔功效〕清热解毒，利湿活血。

〔主治〕急性病毒性肝炎。

〔组成〕柴胡、茵陈、丹参、白花蛇舌草、车前草各 15 克，藿香、厚朴、姜半夏、茯苓各 10 克，大黄 6 克。

〔用法〕每日 1 剂，水煎 2 次，取汁 300 毫升，分早晚 2 次温服。

〔功效〕清热利湿，解毒退黄。

〔主治〕湿热并重型急性黄疸型肝炎。

〔组成〕茵陈、白英、白花蛇舌草各 60 克，板蓝根、茯苓、大青叶各 30 克，丹参、白术、栀子各 9 克。

〔用法〕每日 1 剂，水煎服。

〔功效〕清利湿热，祛邪安正。

〔主治〕急性病毒性黄疸型肝炎。

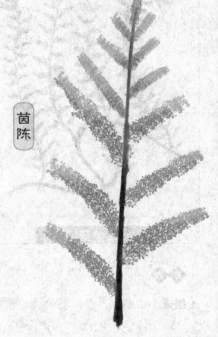

茵陈

〔组成〕大田螺 10~20 个，黄酒半小杯。

〔用法〕田螺放于清水中漂洗干净，捣碎去壳，取螺肉加入黄酒拌和，再加清水炖熟。饮其汤，每日 1 次。

〔功效〕清热利湿，通便解毒。

〔主治〕湿热黄疸，小便不利及水肿。

胆囊炎

胆囊炎是化学性刺激（胆汁成分改变）或细菌性感染引起的胆囊炎性病变，是一种比较常见的消化道疾病，发病率较高。根据临床表现，胆囊炎可分为急性胆囊炎和慢性胆囊炎，常与胆石症合并存在。急性胆囊炎的症状表现为右上腹剧痛或绞痛、恶心、呕吐、发热、黄疸等，慢性胆囊炎症状表现不典型，仅有不规律的上腹部疼痛，常于饱餐后间歇性出现。

 好发人群 ···

胆囊炎好发于 35~55 岁的人群，其中女性发病率高于男性，尤以肥胖且多次妊娠的妇女多见。

 治验偏方 ···

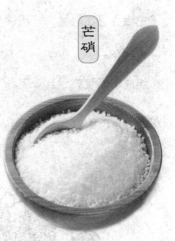

芒硝

—— 方 一 ——

〔组成〕蒲公英 15 克，茵陈 12 克，柴胡、制半夏、黄芩、广木香、黄连、芒硝（冲服）、大黄（后下）各 10 克。

〔用法〕水煎服。

〔功效〕疏肝利胆，清化湿热，通里攻下。

〔主治〕急性胆囊炎。

—— 方 二 ——

〔组成〕芍药、延胡索各 15 克，柴胡 12 克，黄芩、半夏、大黄、枳实、木香、泽兰叶各 10 克，三七 3 克，生姜 3 片，大枣 5 枚。

〔用法〕水煎服。

〔功效〕清热利胆，活血化瘀，行气止痛。

〔主治〕急性胆囊炎。

—— 方 三 ——

〔组成〕金钱草、炒薏苡仁各 40 克，槟榔、大黄、炒白芍、郁金各 15 克，川楝子、延胡索各 12 克，黄芩、青皮、陈皮、枳壳、木香、苏梗各 10 克，炙甘草 8 克，罂粟壳、川芎各 6 克。

〔用法〕每日 1 剂，水煎 3 次，分早晚 2 次温服。

〔功效〕清热利湿，行气活血。

〔主治〕急、慢性胆囊炎。

方 四

〔组成〕白芍 10~30 克，柴胡 12~18 克，大黄 9~18 克，延胡索 15 克，生姜 12 克，黄芩、半夏、郁金、木香各 10 克，枳实 9 克。

〔用法〕每日 1 剂，水煎服，7 天为 1 疗程。

〔功效〕疏肝利胆，通腑泻热。

〔主治〕急性胆囊炎，慢性胆囊炎急性发作。

方 五

〔组成〕潞党参、合欢皮各 15 克，炒白术、白茯苓、陈香橼、金铃子各 12 克，

金钱草

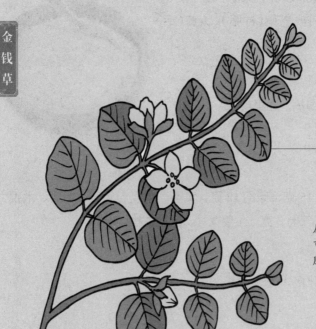

叶具有清热解毒、利尿排石、活血散瘀的功效，可用于治疗伤风咳嗽、水肿、跌打损伤等症状。

中医治验偏方大全

广郁金 10 克，广陈皮 6 克，甘草、广木香各 5 克，参三七末（分冲）2 克。

〔用法〕每日 1 剂，水煎服。亦可以此方数倍量，共研细末，过 100 目筛，水泛
　　　为丸如莱菔子大。每服 10 克，每日 3 次，卉水送下。1 个月为 1 疗程。

〔功效〕补脾运中，疏泄肝胆。

〔主治〕慢性胆囊炎。

〔组成〕健猪胆 20 个，鲜绿豆 500 克，大黄 50 克，甘草 20 克。

〔用法〕切开猪胆颈部，将绿豆装入猪胆中，用线缝紧，悬吊于干燥通风处，等
　　　胆汁浸透绿豆后，洗净胆外污物，连同大黄、甘草放入温箱中烤干研末，
　　　过筛后约 450 克，每天早、中、晚各服 10 克，15 天为 1 疗程。

〔功效〕利胆清热。

〔主治〕慢性胆囊炎。

〔组成〕生地、茵陈、虎杖、生山楂、麦芽各
　　　12 克，首乌、枸杞各 9 克，生大黄（后入）
　　　6~9 克，佛手、绿萼梅各 6 克，玫瑰花、
　　　鸡内金（研粉分吞）各 3 克。

〔用法〕每日 1 剂，水煎，分 2~3 次服。

〔功效〕养肝柔肝，疏肝利胆。

〔主治〕慢性胆囊炎，胆石症。

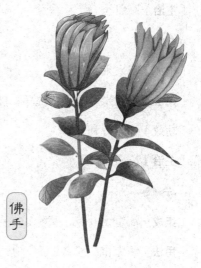

佛手

高血压

高血压是指血液在血管中流动时对血管壁造成的压力值持续高于正常值的疾
病，是一种常见的心血管疾病，通常会引发中风、冠心病、血管瘤、心力衰竭、

肾衰竭等疾病。症状表现为头痛、头晕、失眠、心悸、胸闷、烦躁和容易疲乏，严重时可发生心、脑、肾功能障碍。高血压一般分为原发性高血压和继发性高血压两种，其中原发性高血压是终身性疾病，需要终身服用抗高血压药物。

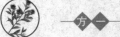 **好发人群**

　　高血压好发于熬夜、高钠饮食、过量酒精摄入者，肥胖者，高龄人群，家族遗传者。

治验偏方

━━**方一**━━

〔组成〕向日葵叶 30 克（鲜的用 60 克）。

〔用法〕将向日葵叶煎浓汤。早晚分 2 次服用，连服 7 日。

〔功效〕降低血压。

〔主治〕高血压。

━━**方二**━━

〔组成〕玉米须 60 克。

〔用法〕将玉米须晒干，洗净，加水煎，每日饮 3 次。

〔功效〕降压，利水。

〔主治〕高血压。

荸荠

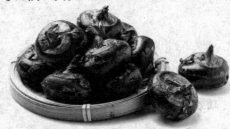

━━**方三**━━

〔组成〕海蜇 150 克，荸荠 350 克。

〔用法〕将海蜇与荸荠洗净，加水 1000 毫升，煎至 250 毫升。空腹顿服或分 2 次
　　　　服用。

〔功效〕滋阴清热，降血压。

〔主治〕高血压。

━━**方四**━━

〔组成〕桑白皮 50 克，大腹皮 30 克，赤茯苓皮 15 克，陈皮 9 克，生姜皮 6 克。

〔用法〕每日 1 剂，水煎服。

〔**功效**〕行气导滞，利水散浊。

〔**主治**〕高血压。

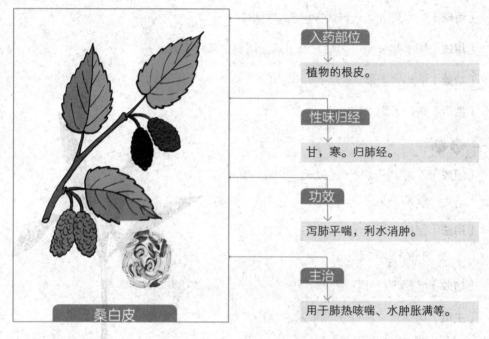

入药部位

植物的根皮。

性味归经

甘，寒。归肺经。

功效

泻肺平喘，利水消肿。

主治

用于肺热咳喘、水肿胀满等。

桑白皮

〔**组成**〕独活18克，磁石、石决明、党参、黄芪、当归、桑枝、枳壳、乌药、蔓荆子、白蒺藜、白芍、炒杜仲、牛膝各6克。

〔**用法**〕以上各味加水煎取浓汁，浸泡双脚，每日1次，每次1小时，10日为1疗程。

〔**功效**〕降血压。

〔**主治**〕高血压。

方六

〔**组成**〕桑白皮、地骨皮各30克。

〔**用法**〕每日1剂，浸泡30分钟，水煎30分钟左右，煎3次，取汁混合，每日上午8时、下午3时、晚上8时各服1次。20天为1疗程，可连续服用。

〔**功效**〕清肝降火，滋阴凉血。

第一章 内科治验偏方

〔主治〕原发性高血压。

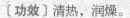

〔组成〕黑木耳 6 克，柿饼 50 克，冰糖少许。

〔用法〕加水共煮至烂。此方为 1 日服用量，久食有效。

〔功效〕清热，润燥。

〔主治〕老年人高血压。

〔组成〕仙茅、淫羊藿、巴戟天、当归、知母、
黄柏各 9 克。

〔用法〕每日 1 剂，水煎 2 次，分 2 次服用。
4 周为 1 疗程。

〔功效〕温肾阳，补肾精，泻肾火。

〔主治〕高血压之冲任不调型及阴虚阳亢型，
或更年期综合征。

〔组成〕菊花、槐花、绿茶各 3 克。

〔用法〕以沸水沏。待浓后频频饮用，平时可当茶饮。

〔功效〕清热，散风。

〔主治〕高血压引起的头晕头痛。

方十

〔组成〕鲜茭白 100 克，芹菜 50 克。

〔用法〕水煎，每日早晚各服 1 次。

〔功效〕清热，降压，润肠。

〔主治〕高血压，心胸烦热，大便秘结。

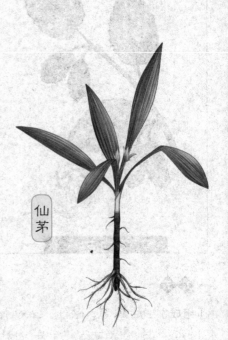

仙茅

心律失常

通常所说的心律紊乱、心律不齐等主要是指节律的失常。而心律失常不仅包括节律异常，还包括频率异常，是指由于心脏活动的起源和（或）传导障碍导致心搏频率与节律异常，是心血管疾病中重要的一组疾病，可单独发病，也可与心血管病伴发。

 发病原因 ••••

心律失常可见于各种器质性心脏病，以心肌炎、心肌病、冠心病和风湿性心脏病最为常见，尤其在心力衰竭或急性心肌梗死时易发病。此外，在基本健康者或自主神经功能失调患者中也时有发生。

 治验偏方 ••••

方一

〔组成〕太子参、苦参、丹参、瓜蒌各
　　　　15~30克，麦冬、五味子、广
　　　　郁金、石菖蒲各10~15克。

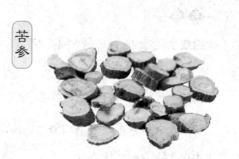
苦参

〔用法〕每日1剂，水煎，分2~3次服用。

〔功效〕益气养阴，行气通络。

〔主治〕心律失常。

方二

〔组成〕炙甘草15克，郁金、丹参、法半夏、酸枣仁各10克，黄连5克。

〔用法〕每日1剂，水煎3次，分次口服，1个月为1疗程。

〔功效〕行气活血，清化痰热，安神定悸。

〔主治〕心律失常之痰瘀郁热型。

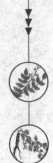

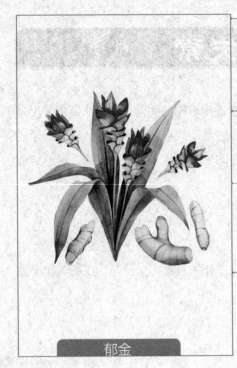

郁金

入药部位

植物的块根。

性味归经

辛、苦，寒。归肝、心、肺经。

功效

活血止痛，行气解郁，清热凉血，
清心开窍，利湿退黄。

主治

用于胸胁疼痛、月经不调、吐血、
妇女倒经、痰热癫痫、温热黄疸等。

 方 三

〔组成〕麦冬 40 克，延胡索、黄连、丹参各 30 克，当归、丹皮、黄芪、半夏、
　　　　甘草各 15 克。

〔用法〕水煎，每日 1~2 剂，每剂煎 2 次。

〔功效〕清热散瘀，行气通络，扶正固本。

〔主治〕快速型心律失常。

 方 四

〔组成〕麦冬、生地、黄芪、白芍各 15 克，人参、当归、阿胶、炙甘草各 12 克，
　　　　五味子 8 克，炙龟板 18 克。

〔用法〕每日 1 剂，文火水煎，分 3 次服用，10 天为 1 疗程。一般治疗 1~3 个月。

〔功效〕益气养阴，生津补血。

〔主治〕气阴两虚的快速型心律失常。

 方 五

〔组成〕黄芪、丹参各 30 克，仙灵脾 18 克，炙甘草、瓜蒌皮、薤白各 15 克，桂

枝 10 克，檀香 6 克。

〔用法〕文火水煎，每日 1 剂，早晚温服，30 天为 1 疗程。

〔功效〕益气温阳，活血复脉，提高脉率。

〔主治〕缓慢型心律失常。

 方六

〔组成〕黄芪、丹参各 20 克，附子、补骨脂各 10 克，降香 5 克，肉桂 3 克。

〔用法〕水煎，每日 1 剂，附子先煎 2 小时，余药共煎 20 分钟，滤出药液 150 毫升，次煎 20 分钟，滤药液 150 毫升，混合后分 2 次口服。15 天为 1 疗程。

〔功效〕温阳益气，化瘀通脉。

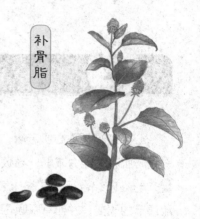
补骨脂

〔主治〕缓慢型心律失常。

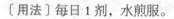

 方七

〔组成〕生黄芪 100 克，檀香 20 克，桃仁、桂枝、炙甘草各 10 克。

〔用法〕每日 1 剂，水煎服。

〔功效〕大补元气，复脉定律。

〔主治〕心气虚损的心律失常，心动过缓，房室早搏。

 方八

〔组成〕苦参 40 克，生地 50 克。

〔用法〕每日 1 剂，水煎 2 次，分服，7 天为 1 疗程。

〔功效〕清热定志。

〔主治〕房性和室性早搏。

 方九

〔组成〕女贞子 250 克。

〔用法〕加水 1500 毫升，文火煎至 900 毫升。每次取 30 毫升，每日 3 次口服，4 周为 1 个疗程。或每日用药 25 克，加水 150 毫升，煎至 90 毫升，分 3

第一章　内科治验偏方

次服。

〔**功效**〕补肝肾，强腰膝。

〔**主治**〕心律失常，阴虚内热，头晕，眼花，耳鸣等。

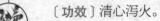

〔**组成**〕黄连、炙甘草各10克。

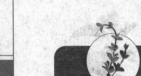

〔**用法**〕每日1剂，水煎2次，少量多次频服，10天为1疗程。

〔**功效**〕清心泻火。

〔**主治**〕阵发性心动过速。

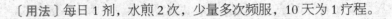

心力衰竭

　　心力衰竭又称心肌衰竭，是指在静脉回流正常的情况下，由于各种心脏疾病引起心肌收缩能力减弱，导致心排血量减少，不能满足身体组织代谢需要的一种复杂的临床综合征。其临床表现为左心室和（或）右心室功能障碍及神经－体液调节的改变，并伴有呼吸困难、体液潴留、运动耐受性降低和生存时间明显缩短等。该病无法治愈，在治疗上只能以防止和延缓为主。

好发人群 ‥‥

　　心力衰竭好发于患有高血压、冠心病、风湿性心脏瓣膜病的人群。

治验偏方 ‥‥

〔**组成**〕蟾酥（即癞蛤蟆的耳后腺及皮肤腺的白色分泌物，经加工而成）4~8毫克。

〔**用法**〕饭后用冷开水送服，日服2~3次。

〔**功效**〕强心。

〔**主治**〕心力衰竭。

〔**组成**〕葶苈子 40 克，枳实 30 克，大枣 15 枚。

〔**用法**〕每日 1 剂，水煎，分 3 次服用。

〔**功效**〕利水消肿，补中益气。

〔**主治**〕心力衰竭。

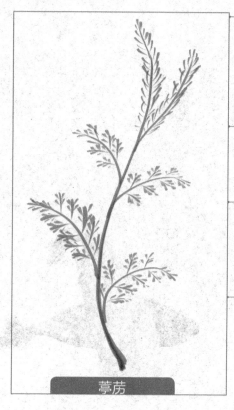

入药部位

植物的种子。

性味归经

辛、苦，寒。归肺、膀胱、大肠经。

功效

泻肺降气，祛痰平喘，利水消肿，泻热逐邪。

主治

用于肺痈、水肿、胸腹积水、小便不利、慢性肺源性心脏病、心力衰竭之喘肿等。

〔**组成**〕鱼腥草、开金锁、益母草各 30 克，葶苈子、万年青根、麦冬各 15 克，赤芍、桃杏仁、丹参各 12 克，桂枝 9 克，川芎 6 克。

〔**用法**〕每日 1 剂，水煎服。

〔**功效**〕活血化瘀，益气通脉。

〔**主治**〕心力衰竭。

第一章 内科治验偏方

方四

〔组成〕黄芪 15~30 克，茯苓 10~30 克，白术 10~15 克，赤芍、葶苈子各 9~15 克，附子 6~9 克，桂枝 3~9 克，红参 3~6 克，生姜 3 片，大枣 3 枚。

〔用法〕每日 1 剂，水煎服，10 剂为 1 疗程。

〔功效〕益气温中，活血凉血。

〔主治〕充血性心力衰竭。

方五

〔组成〕黄芪、茯苓各 50 克，丹参、防己、葶苈子、车前子各 30 克，附子、桂枝各 12 克。

〔用法〕每日 1 剂，水煎，分 2~3 次温服。

〔功效〕温通血脉，利水渗湿。

〔主治〕充血性心力衰竭。

方六

〔组成〕黄芪、丹参、茯苓皮、炙甘草各 30 克，党参 24 克，益母草、麦冬、万年青根（鲜品）、玉米须各 20 克，泽兰、葶苈子各 15 克，五加皮 7 克。

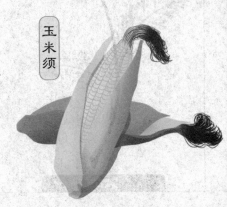

玉米须

〔用法〕每日 1 剂，水煎，分 3 次服用。

〔功效〕益气强心，化瘀利水。

〔主治〕充血性心力衰竭。

方七

〔组成〕甜葶苈 30 克，党参、黄芪、茯苓、泽泻各 15~30 克，炒白术、车前子（包）各 15 克，熟附片（先煎）9~15 克。

〔用法〕每日 1 剂，水煎服。

〔功效〕温阳益气，利水消肿，强心。

〔主治〕慢性充血性心力衰竭（属阳虚者）。

中医治验偏方大全

第二章

外科治验偏方

跌打损伤

跌打损伤泛指外伤疾病。症状多表现为疼痛、破损、肿胀、伤筋或出血、脱臼、骨折等，也包括一部分内脏损伤疾患。在治疗上以止痛、活血、散瘀、行气、舒筋、坚骨为主。

 诱发因素 •••

跌打损伤多由殴打、刀枪、跌仆、闪压、刺伤、擦伤及运动伤损等引发。

 治验偏方 •••

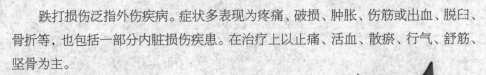

丝瓜

— 方 一 —

〔组成〕新摘老丝瓜 1 个，白酒适量。

〔用法〕将老丝瓜切片晒干，置铁锅内用小火焙炒成棕黄色，研面，入瓶备用。凡胸腹部跌打损伤者，用白酒冲服，每服 3 克，每日服 2 次，连用 3 天；四肢跌打损伤者，用丝瓜粉末加白酒调匀，敷于患处，日换 1 次。

〔功效〕散瘀，消肿。

〔主治〕跌打损伤。

— 方 二 —

〔组成〕生草乌、生川乌、生半夏、生栀子、生大黄、生木瓜、羌活、独活、路路通各 40 克，生蒲黄、樟脑、苏木各 30 克，赤芍、红花、生天南星各 20 克，白酒 3500 克，米醋 750 克。

〔用法〕上药在酒醋液中浸泡，严密盖闭 7 天，随后装入瓶中备用。在受伤局部热敷或熏洗后涂擦本品，可结合推拿或自我按摩使用，效果更佳，每日 3~5 次。

〔功效〕活血舒筋，祛风通络。

〔主治〕筋络挛缩，筋骨酸痛，风湿麻木。

— 方 三 —

〔组成〕杏仁 5 克，蝉蜕、栀子、红花各 1 克。

中医治验偏方大全

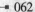

〔用法〕将上4味研成极细末。将细末敷于伤处，厚1~2毫米，用纱布或绷带固定。隔日换药1次，一般2次可愈。

〔功效〕活血化瘀，消肿止痛。

〔主治〕跌打之肿痛。

 方 四

〔组成〕生地、赤芍、归尾、白术、泽泻各9克，桃仁、五加皮、苏木各6克，红花、制乳香、制没药、荆芥各4.5克。

〔用法〕每日1剂，水煎服。

〔功效〕活血化瘀。

〔主治〕跌打损伤，蓄瘀作痛。

方 五

〔组成〕当归、泽泻各15克，川芎、红花、桃仁、苏木、丹皮各6克，黄酒30~60毫升。

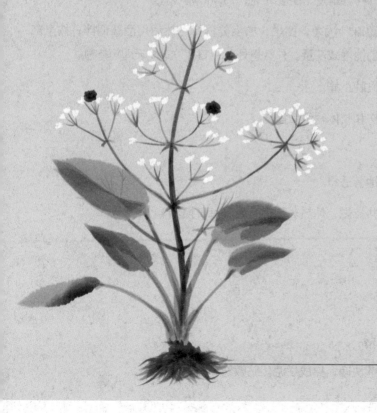

泽泻

具有利水渗湿、泻热等功效，可用于治疗小便不利、水肿胀满、热淋涩痛等。

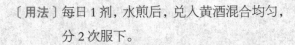

〔用法〕每日 1 剂，水煎后，兑入黄酒混合均匀，分 2 次服下。

〔功效〕活血通络，泻热止痛。

〔主治〕软组织损伤。

〔组成〕赤小豆 100 克，冰片粉 1.5 克。

〔用法〕赤小豆研成极细粉末，加入冰片粉，调匀并密封。用时加清水少许调成糊状，涂于纱布上，厚约 0.5 厘米。每 12~24 小时换药 1 次。如出现张力性水泡，应妥善保护，防止继发感染。

〔功效〕活血化瘀，消肿止痛。

〔主治〕闭合性软组织损伤。

〔组成〕榕树叶、蓖麻叶各适量，生姜 5 克，75% 酒精少许。

〔用法〕将榕树叶、蓖麻叶洗净，捣烂，加生姜再捣，然后用酒精调拌，按患部面积大小，酌情增减药量。外敷患处，每日 1 次，5 天即可痊愈。

〔功效〕活血散瘀，消肿止痛。

〔主治〕急性关节扭伤和肢体软组织挫伤。

〔组成〕酒酿、鲜生地各适量。

〔用法〕将两者混合共捣烂，炖热。敷于患处，每日换药 1 次。

〔功效〕散血，消肿。

〔主治〕急性扭挫伤。

〔组成〕半边莲 300 克。

〔用法〕采新鲜半边莲洗净，捣成烂泥。贴敷伤口流血处。

〔**功效**〕解毒消炎，止血生肌。

〔**主治**〕外伤性出血。

〔**组成**〕黄芪、当归、川芎各 15 克，党参、桃仁、赤芍、木香、地龙各 10 克，红花 6 克。

〔**用法**〕每日 1 剂，水煎，分 2 次服用。

〔**功效**〕补气活血，散瘀消肿，行气止痛。

〔**主治**〕骨折。

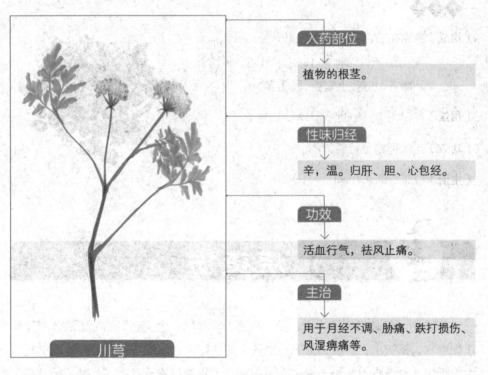

入药部位

植物的根茎。

性味归经

辛，温。归肝、胆、心包经。

功效

活血行气，祛风止痛。

主治

用于月经不调、胁痛、跌打损伤、风湿痹痛等。

川芎

〔**组成**〕生螃蟹 250 克，黄酒适量。

〔**用法**〕将生螃蟹洗净，捣烂。用热黄酒冲服 150 克，所余 100 克蟹渣敷于患处。

〔**功效**〕散瘀血，通经络，续筋接骨。

〔**主治**〕骨折筋断。

〔组成〕生龙骨、鸡蛋壳（炒黄）各100克，生黄芪、熟地、骨碎补、补骨脂、炒川断各60克，当归、赤芍、桃仁、红花各30克，川芎、苏土鳖、制乳香、制没药、木香各15克，生牡蛎10克。

〔用法〕上药共为细末，炼蜜为丸，每丸重9克。每次服1丸，每日2次。2个月为1个疗程。

〔功效〕补肾壮骨，益气养血。

〔主治〕骨折愈合迟缓。

〔组成〕桑寄生、五爪龙各30克，防风20克，天花粉、骨碎补各15克，当归、川断各10克，土鳖虫、乳香各5克。

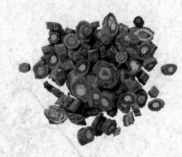

〔用法〕每日1剂，水煎，分2次口服。

〔功效〕活血通络，接骨续筋。

〔主治〕股骨干骨折中期。

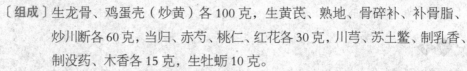

烧烫伤

烧烫伤一般是指热液（水、汤、油等）、蒸汽、火焰、炽热金属液体或固体（如钢水、钢锭）、强酸、强碱、电流、某些毒剂、射线等作用于人体所引起的组织损伤，主要指皮肤和（或）黏膜损伤，严重者可伤及肌肉、骨骼、关节甚至内脏。

 症状分类

按损伤程度，烧烫伤可分为Ⅰ度烧烫伤、Ⅱ度烧烫伤和Ⅲ度烧烫伤。Ⅰ度烧烫伤主要表现为皮肤红肿、疼痛。Ⅱ、Ⅲ度烧烫伤主要表现为皮肤焦黑、干痂似皮革、无疼痛感和水疱。

中医治验偏方大全

治验偏方 ....

方一

〔组成〕老黄瓜 2 根。

〔用法〕将老黄瓜洗净剖开，挖出瓜瓤不用，切碎，捣绞取汁，用棉签蘸药液涂抹患处。每日 2 次。

〔功效〕清热解毒，利水消肿。

〔主治〕轻度烧伤。

 方二

〔组成〕鲜山茶花、香油各适量。

〔用法〕山茶花阴干，研末，用香油调匀，敷于伤处。每天 1 次。

〔功效〕消肿生肌，凉血散瘀。

〔主治〕烧烫伤。

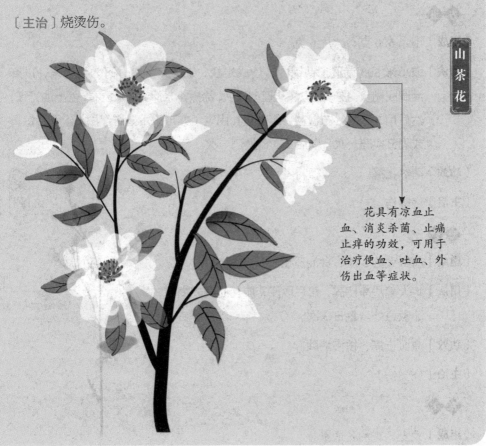

山茶花

花具有凉血止血、消炎杀菌、止痛止痒的功效，可用于治疗便血、吐血、外伤出血等症状。

第二章 外科治验偏方

方 三

〔组成〕马铃薯适量。

〔用法〕将马铃薯洗净，去皮捣烂，绞取其汁涂于伤处。

〔功效〕消炎，止痛。

〔主治〕烫伤。

方 四

〔组成〕木芙蓉叶 250 克。

〔用法〕木芙蓉叶晒干，研末，每取适量，用冷茶水调匀，涂敷伤处。每天
2~3 次。

〔功效〕凉血解毒，消肿止痛。

〔主治〕烧烫伤。

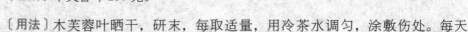

方 五

〔组成〕小米 500 克，冰片 6 克。

〔用法〕取小米 500 克置于铁锅内，炒成炭状，加冰片 6 克，研为极细末，以麻
油调成糊状。按一般方法清理创面后，涂敷小米厚 2 毫米左右，盖上油光纸，
然后用 5~6 层纱布覆盖，绷带包扎固定（亦可采用暴露疗法）。开始每日
或隔日换药一次，以后 2~3 日换药一次。

〔功效〕清热止痛。

〔主治〕烧烫伤。

方 六

〔组成〕新鲜大蓟 3 棵，食油适量。

〔用法〕将大蓟洗净切碎，捣烂取汁，加食油调成糊状，
涂敷患处。每日 3 次。

〔功效〕凉血止痛，祛瘀消肿。

〔主治〕烧烫伤。

方 七

〔组成〕大麦、香油各适量。

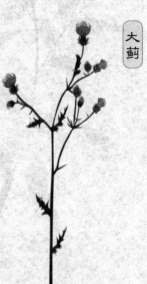

大蓟

〔用法〕将大麦炒黑，研为细末，以香油调涂患处。每日 2~3 次。

〔功效〕清热凉血，润燥生肌。

〔主治〕烧烫伤。

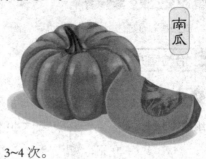
南瓜

——方 八——

〔组成〕鸡蛋 1 枚，白酒 15 毫升。

〔用法〕取蛋清与酒同调匀。敷患处，每日 3~4 次。

〔功效〕消炎止痛。

〔主治〕烫伤，灼伤。

——方 九——

〔组成〕老南瓜 1 个。

〔用法〕将瓜切片装入罐内密封，埋于地下，待其自然腐烂化水（越久越好），
然后过滤，即为南瓜露，每日 2~3 次涂于患处，连涂数天即愈。

〔功效〕清实热，解火毒。

〔主治〕水烫伤，火灼伤。

蛇虫咬伤

　　蛇虫咬伤包括蛇咬伤和虫咬伤。蛇咬伤是指被通过蛇牙或在蛇牙附近分泌毒液的蛇咬后所造成的伤口。蛇咬伤分无毒蛇咬伤和有毒蛇咬伤，无毒蛇咬伤危害性不大，可按一般外伤处理；有毒蛇咬伤危害性较大，症状表现为局部红肿、疼痛，久则更剧，以致伤处起水疱，甚则发黑形成溃疡，出现头晕、头痛、出汗、胸闷、四肢无力、瞳孔散大、视力模糊、呼吸困难等症状，严重的会晕厥而死亡。虫咬伤是指蜘蛛、蜈蚣、蝎、蜂等昆虫对人体的损害。不同的昆虫因其毒液不同，对人体的损害程度和临床表现也有很大不同，轻者表现为轻度红斑、丘疹或风团，并伴随瘙痒、烧灼及疼痛感，重者可导致皮肤大面积损伤或坏死、关节痛等，甚至会导致过敏性休克而死亡。

好发人群 ···

蛇虫咬伤好发于野外活动者、野外工作者，以及养殖蛇、虫的人。

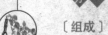 **治验偏方** ···

方一

〔组成〕苍术、白芷各 50 克，蚤休 40 克，蜈蚣 2 条，金银花 25 克，连翘、天花粉、玄参各 20 克，防风 15 克，甘草 10 克。

〔用法〕水煎服，每日 1 剂，分 2 次服用。同时以苍术为主水煎，熏洗患处。

〔功效〕清热解毒，滋阴凉血。

〔主治〕毒蛇咬伤。

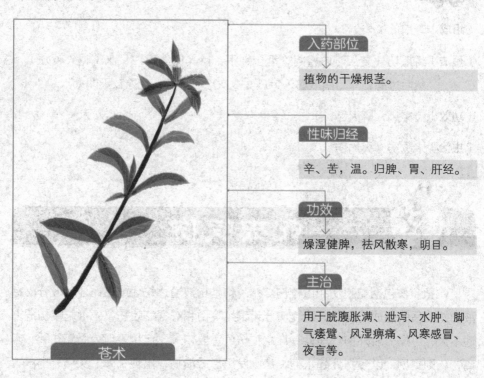

入药部位

植物的干燥根茎。

性味归经

辛、苦，温。归脾、胃、肝经。

功效

燥湿健脾，祛风散寒，明目。

主治

用于脘腹胀满、泄泻、水肿、脚气痿躄、风湿痹痛、风寒感冒、夜盲等。

苍术

方二

〔组成〕雄黄 1 份，五灵脂 2 份。

〔用法〕共研细末，每次用黄酒冲服 6 克（不善饮酒者可用茶调服），同时外敷创口，每日 3 次。再配合内服食醋、扩创、吸毒等法。

中医治验偏方大全

〔**功效**〕解毒止痛。

〔**主治**〕毒蛇咬伤。

〔**组成**〕鲜羊奶适量。

〔**用法**〕煮沸。尽量饮用。

〔**功效**〕解毒，利尿，消肿。

〔**主治**〕蜘蛛咬伤。

〔**组成**〕鱼腥草 1 把。

〔**用法**〕将鱼腥草洗净，捣汁擦于患处。

〔**功效**〕清热解毒。

〔**主治**〕蜈蚣咬伤。

〔**组成**〕丝瓜叶 1 把或丝瓜 1 块。

〔**用法**〕捣烂搽敷患处。

〔**功效**〕清热解毒。

〔**主治**〕蜈蚣咬伤。

〔**组成**〕鲜花 1 朵。

〔**用法**〕不论哪种花，遇恶蜂咬伤时，取擦伤口。

〔**功效**〕消肿。

〔**主治**〕蜂蜇伤。

〔**组成**〕雄黄、醋各适量。

雄黄

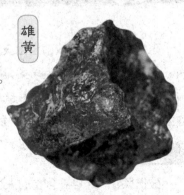
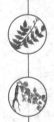

〔**用法**〕将雄黄用醋调匀，涂敷于患处。

〔**功效**〕散瘀解毒。

〔**主治**〕蜂、蝎蜇伤。

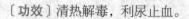

〔**组成**〕苋菜适量。

〔**用法**〕将苋菜捣烂涂于伤口或捣取汁液滴患处。

〔**功效**〕清热解毒，利尿止血。

〔**主治**〕蜈蚣咬伤，蜂蜇伤。

方九

〔**组成**〕蜂蜜30克，大葱2根。

〔**用法**〕将大葱洗净，捣成烂泥，调以蜂蜜搅匀。敷于患处，每日换药1次，约3日可愈。

〔**功效**〕清热，解毒，止痛。

〔**主治**〕蛇咬伤，蝎、蜂蜇伤。

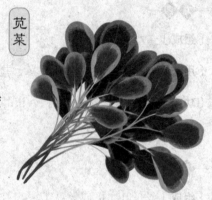
苋菜

破伤风

破伤风是破伤风梭菌经由皮肤或黏膜伤口侵入人体导致感染所引发的一种疾病。多数患者症状表现为牙关紧闭、全身性肌肉痉挛和强直性痉挛等，这是因为破伤风梭菌在缺氧条件下生长繁殖可产生毒素，从而导致肌肉痉挛，其波及的肌群主要有咬肌、腹肌、背棘肌、四肢肌等。

好发人群

破伤风好发于存在创伤的人群、不洁条件下分娩的产妇，以及新生儿等。

治验偏方 ····

方 一

〔组成〕鸡矢白（白鸡屎）3~9克。

〔用法〕以烧酒冲服。

〔功效〕利水，泻热，祛风，解毒。

〔主治〕破伤风。

方 二

〔组成〕蝉蜕 500 克。

〔用法〕焙干研末。每次以黄酒调服 45~60 克，每日服 2 次。

〔功效〕散风除热。

〔主治〕破伤风。

方 三

〔组成〕蚱蚕 1 只，地肤子 3 克，麝香末少许。

〔用法〕将蚱蚕、地肤子共焙黄研末，加入麝香末，混合研匀，用黄酒送服。

〔功效〕清热利湿，祛风止痒。

〔主治〕破伤风。

方 四

〔组成〕蟾酥（癞蛤蟆的耳后腺及皮肤腺的白色分泌物，干燥后即成药物）6克，
干全蝎、天麻各 15 克。

〔用法〕蟾酥化为糊。干蝎炒，天麻炒，研末，蟾酥糊调为丸如绿豆大。每服 1~2 丸，粮食酒送下。

天麻

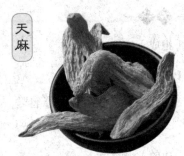

〔功效〕解毒，消肿，强心，止痛。

〔主治〕破伤风。

方 五

〔组成〕蚱蜢、蝉蜕各 20 克。

〔用法〕将蚱蜢、蝉蜕洗净焙干，共研末，每日早晚各一次，每次取 5 克用白开水送服。

〔功效〕宣散风热，祛风止痉。

〔主治〕破伤风，小儿惊风。

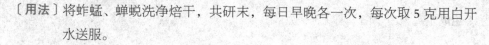

痔 疮

　　痔疮又称痔，是肛垫（肛管血管垫）发生病理性肥大、移位，以及肛周皮下血管丛血流瘀滞形成的团块，是临床上常见的肛门疾病之一。症状表现为坠胀、疼痛、出血或嵌顿等。根据发生部位的不同，痔可分为内痔、外痔和混合痔。内痔通常认为是肛垫的支持结构、血管丛及动静脉吻合支发生的病理性改变或移位。外痔通常认为是由齿状线远侧皮下血管丛的病理性扩张或血栓形成。混合痔是内痔和外痔的混合体。

好发人群 ‥‥

　　痔疮好发于久站或久坐的人群，经常便秘、妊娠、前列腺肥大、腹水及盆腔内巨大肿瘤等造成腹压增高的人群，患有直肠和肛管的慢性炎症的人群，肝硬化导致门静脉高压的人群，以及嗜辛辣、饮酒的人群。

治验偏方 ‥‥

方 一

〔组成〕冰片、樟脑各 2 克。

〔用法〕将上药放入尿罐或痰盂内，冲入适量沸水（约大半容器），患者趁热坐于容器上，每次约 30 分钟，每天 2~3 次。

〔功效〕清热散火，消肿止痛，防腐止痒。

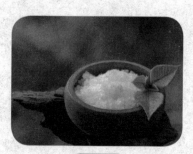

冰片

〔**主治**〕痔疮。

〔**组成**〕大黄、芒硝（分冲）各 30 克，黄柏、泽泻、香附各 15 克，秦艽、防风、
桃仁、红花各 10 克。

〔**用法**〕每日 1 剂，水煎取液，熏洗患处，每次 15~20 分钟。并用三七黄连膏（含
三七粉 2 份、黄连粉 1 份，加陈醋、凡士林调膏）适量，外敷痔核，包扎，
每日 2 次。3 日为 1 个疗程。用药至痊愈止。

〔**功效**〕清热祛风，行气化湿，活血止痛。

〔**主治**〕痔疮。

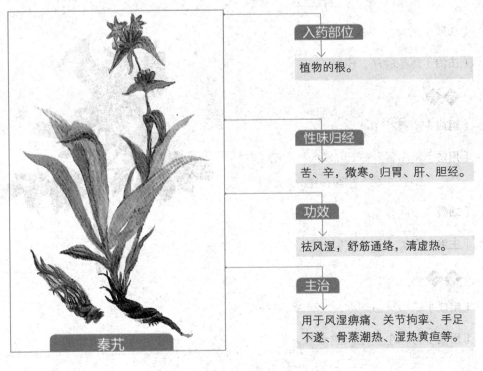

入药部位

植物的根。

性味归经

苦、辛，微寒。归胃、肝、胆经。

功效

祛风湿，舒筋通络，清虚热。

主治

用于风湿痹痛、关节拘挛、手足
不遂、骨蒸潮热、湿热黄疸等。

秦艽

〔**组成**〕生马钱子数枚，醋适量。

〔**用法**〕将生马钱子去皮放在瓦上用醋磨成汁，敷于患处，每日 1~3 次。

〔**功效**〕散结消肿，通络止痛。

〔**主治**〕外痔。

〔组成〕黑木耳 3~6 克，柿饼 30 克。

〔用法〕将黑木耳、柿饼去杂洗净，切碎，加水煮汤服食。每日 2 剂。

〔功效〕清热润燥，凉血止血。

〔主治〕痔疮出血，大便干结。

〔组成〕鲜无花果 1~2 个。

〔用法〕将无花果洗净，去皮切碎，加水煎汤服食，亦可空腹生食。每日 2 次。
另用叶柄的白色乳汁涂于患处。

〔功效〕消炎，消肿，止痛。

〔主治〕痔疮肿痛，出血。

〔组成〕凌霄花 100 克。

〔用法〕将凌霄花研为细末，每次服 5 克。
每日 3 次，空腹以糯米汤送下。

〔功效〕凉血化瘀。

〔主治〕内痔出血，肛裂出血。

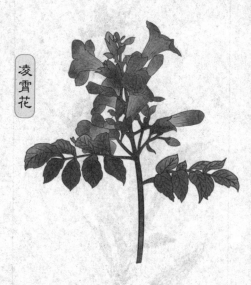

凌霄花

〔组成〕赤小豆 200 克，米醋 500 毫升。

〔用法〕将赤小豆用米醋煮熟，晒干，再浸入醋中至醋尽乃止，研为细末，每次
服 3 克，每日 3 次，黄酒送服。

〔功效〕清热解毒，散瘀止血。

〔主治〕痔疮下血。

〔组成〕瘦猪肉 120 克，鲜槐花 50 克，调料适量。

〔用法〕煮汤服食，每日 1 剂。

〔功效〕滋阴润燥，凉血止血。

〔主治〕痔疮及大肠热盛所致的便血。

脱 肛

　　脱肛也叫直肠脱垂，是指直肠黏膜、肛管、直肠和部分乙状结肠下端肠壁或全层脱落坠出，向远端移位而脱垂于肛门外的一种慢性疾病。症状表现为肛内肿物脱垂、肛门失禁、黏液流出及皮肤瘙痒等。其发病原因多与疲劳、酒色过度、人体气血虚弱、自身免疫力降低、机体的新陈代谢功能减弱等因素有关。

 好发人群 ...

　　脱肛好发于小儿、老人及久病体虚者和多产妇女，其中女性发病率高于男性。

 治验偏方 ...

── 方 一 ──

〔组成〕赤石脂、粳米各 12 克，干姜、附子各 9 克。

〔用法〕每日 1 剂，水煎服。

〔功效〕温补固脱。

〔主治〕脱肛。

── 方 二 ──

〔组成〕五倍子适量。

〔用法〕五倍子干燥粉末局部涂敷。先用温开水将脱肛部位洗净，拭干，取五倍子粉 5~10 克（儿童用 5 克）撒于洁净纱布上，将脱肛托起，轻轻揉纳，送入肛内。

〔功效〕涩肠，止血，解毒。

〔主治〕脱肛。

〔**组成**〕陈醋 250 克，大枣 120 克。

〔**用法**〕将大枣洗净，用陈醋煮枣，煮至醋干即成。分 2~3 次将枣吃完。

〔**功效**〕益气，散瘀，解毒。

〔**主治**〕久治不愈的脱肛。

〔**组成**〕猪肝 250 克，乌梅 12 克，阿胶珠、川芎、艾叶各 6 克，黄连 3 克。

〔**用法**〕把猪肝放入锅内焙干，与上药共研末，每服 3 克，每日 3 次。

〔**功效**〕养血厚肠，收敛固涩。

〔**主治**〕痢久肛脱不收。

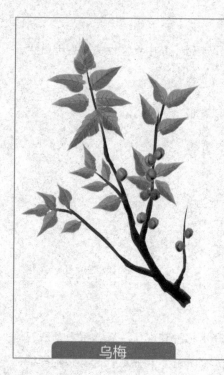

乌梅

入药部位

植物的未成熟果实（青梅）的加工熏制品。

性味归经

酸，平。归肝、脾、肺、大肠经。

功效

敛肺，涩肠，生津，安蛔。

主治

用于肺虚久咳、久泻久痢、虚热消渴、蛔厥腹痛、崩漏下血等。

〔**组成**〕黄芪、升麻、枳壳、五倍子各等量，陈醋适量。

〔**用法**〕将前 4 味研为细末，临用时取药末 30 克，以米醋适量调成薄糊，把药摊于纱布中间，敷于脐窝，以胶布固定。药干后再换药敷之，每日 3~5 次，频换频敷。

〔**功效**〕益气固脱，缩肛。

〔**主治**〕肛脱不能回缩、日久不愈。

〔**组成**〕马勃 15 克。

〔**用法**〕将马勃焙干，研末，香油调搽。

〔**功效**〕解毒，止血。

〔**主治**〕脱肛，肛门红肿。

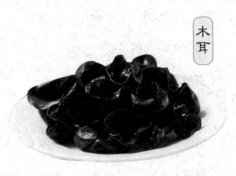

木耳

〔**组成**〕黄花菜 100 克，木耳 25 克，白糖 5 克。

〔**用法**〕将黄花菜、木耳洗净去杂质，加水煮 1 小时。原汤加白糖调服。

〔**功效**〕清热，除湿，消肿。

〔**主治**〕脱肛，大便时肛门痛或便后滴血。

流行性腮腺炎

流行性腮腺炎简称流腮，俗称痄腮，是儿童和青少年期常见的由腮腺炎病毒引起的一种急性呼吸道传染病。该病症状表现为腮腺肿痛、发热等，有时也会累及其他唾液腺。常见的并发症有病毒性脑炎、胰腺炎及卵巢炎，少数可引起睾丸炎。

发病时间

流行性腮腺炎在一年四季均有流行，以冬、春季常见。

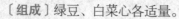

治验偏方

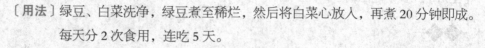

方一

〔组成〕绿豆、白菜心各适量。

〔用法〕绿豆、白菜洗净，绿豆煮至稀烂，然后将白菜心放入，再煮 20 分钟即成。每天分 2 次食用，连吃 5 天。

〔功效〕清热解毒。

〔主治〕小儿腮腺炎。

方二

〔组成〕赤小豆、大黄、芒硝各 100 克，白矾 20 克，凡士林 300 克。

〔用法〕共研末，过细筛，将凡士林溶化与药粉调为膏。外敷，每日数次。

〔功效〕泻热解毒，活血化瘀。

〔主治〕流行性腮腺炎。

白矾

方三

〔组成〕青鱼胆适量。

〔用法〕将鱼胆加热焙干，研碎过筛成为极细粉末。用笔管将粉吹入咽喉部。

〔功效〕消肿，散结。

〔主治〕流行性腮腺炎。

方四

〔组成〕陈醋、大蒜（去皮）各等份。

〔用法〕将醋与蒜共捣成糊。敷于患处，每日 1~3 次，现捣现敷，直至炎症消退。

〔功效〕消积解毒。

〔主治〕流行性腮腺炎及一般痈肿。

方五

〔组成〕胡椒粉 1 克，白面 8 克。

〔**用法**〕以温水共调成糊状，涂纱布上。敷患处，每日更换 1 次，连用数日可愈。

〔**功效**〕消积，解毒。

〔**主治**〕流行性腮腺炎之红肿。

〔**组成**〕赤小豆 70 粒，鸡蛋清 1 个。

〔**用法**〕将赤小豆捣碎为末，用鸡蛋清调和成糊状。敷于患处。

〔**功效**〕清热，解毒。

〔**主治**〕流行性腮腺炎之肿痛。

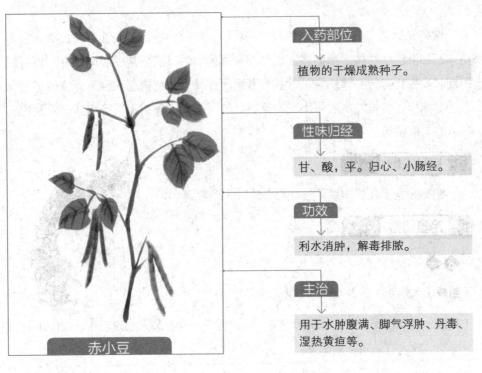

入药部位

植物的干燥成熟种子。

性味归经

甘、酸，平。归心、小肠经。

功效

利水消肿，解毒排脓。

主治

用于水肿腹满、脚气浮肿、丹毒、
湿热黄疸等。

赤小豆

〔**组成**〕鸡蛋 1 枚，木耳 20 克。

〔**用法**〕鸡蛋打破，木耳晒干，研末，共调拌匀。每天分 3 次喂服。

〔**功效**〕养血化瘀。

〔**主治**〕小儿腮腺炎之红肿。

方八

〔组成〕绿豆 200 克，黄豆 100 克，红糖 150 克。

〔用法〕3 味入水共煮，至烂熟。常食，量不限。

〔功效〕清热解毒，消肿。

〔主治〕小儿腮腺炎之红肿。

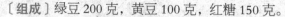

瘰疬

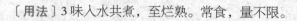

瘰疬又称老鼠疮，是由结核分枝杆菌引起的一种慢性感染性外科疾病，主要是指颈部淋巴结结核。瘰疬多发于颈部和耳的前后，病变常在一侧，有时也可两侧同时发生，有的会缠绕颈项，甚至蔓延至锁骨上窝、胸部和腋下。该病早期没有明显症状，病情发展后可出现疲乏、低热、消瘦、食欲不振等症状，以及病变器官的局部症状。

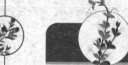 **好发人群** ••••

瘰疬好发于儿童和青年人及原有结核病患者。

 治验偏方 ••••

方一

〔组成〕大蜈蚣 1 条，鸡蛋 1 枚。

〔用法〕将蜈蚣瓦上焙干，研为细末。鸡蛋打一小孔，装入蜈蚣粉末。封闭小孔，放入有盖茶杯内蒸熟。每晚食用 1 个。

〔功效〕清热解毒，定惊止痛。

〔主治〕瘰疬。

方二

〔组成〕鲜泽漆 40 克（干品减半），土茯苓、黄精各 30 克，连翘、山楂各 15 克，枳壳 12 克，甘草 3 克。

蜈蚣

中医治验偏方大全

〔**用法**〕诸药纳陶罐内，清水浸泡 1 小时，煮沸 10 分钟，取汁 150 毫升，煎 3 次，将药液混匀，分 3 次温服，每日 1 剂，连服 1~2 个月，一般可愈，不愈再服。服药期间加强营养。

〔**功效**〕解毒散结，行气和胃。

〔**主治**〕瘰疬。

〔**组成**〕海带、夏枯草各 30 克，海蒿子、白芥子各 15 克。

〔**用法**〕加水共煎煮，每日饮用 2 次。

〔**功效**〕软坚散结，清热利水。

〔**主治**〕颈淋巴结肿大。

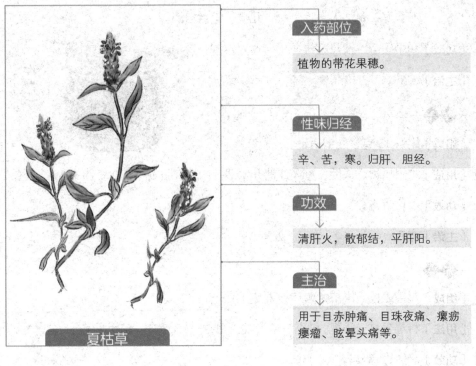

入药部位

植物的带花果穗。

性味归经

辛、苦，寒。归肝、胆经。

功效

清肝火，散郁结，平肝阳。

主治

用于目赤肿痛、目珠夜痛、瘰疬瘿瘤、眩晕头痛等。

夏枯草

〔**组成**〕蜂房适量，食醋少许。

〔**用法**〕先将蜂房烧灰存性，研末，再调食醋涂抹患处。

〔功效〕消肿散结。

〔主治〕瘰疬。

—方 五—

〔组成〕麒麟菜、海带各 50 克，泽泻 25 克，夏枯草 20 克。

〔用法〕水煎，每日早晚各服 1 次。

〔功效〕清热，散结，消肿。

〔主治〕瘰疬，瘿瘤。

—方 六—

〔组成〕甘草、蜂蜜各适量。

〔用法〕每次取适量甘草粉碎，加蜂蜜调成糊状。涂在淋巴结核疙瘩上，并用纱布包好，每 2 天更换 1 次，几周后疙瘩自消。

〔功效〕和中缓急，清热解毒。

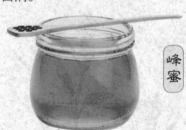

蜂蜜

〔主治〕瘰疬。

—方 七—

〔组成〕蝌蚪 15 克，红糖适量。

〔用法〕将蝌蚪捣烂成泥，兑入红糖开水煨。初起者服 1 次，已溃者 3~4 次可愈。

〔功效〕清热解毒。

〔主治〕瘰疬。

—方 八—

〔组成〕鸡蛋 1 枚，小疥蛤蟆（癞蛤蟆）1 只。

〔用法〕将鸡蛋打一小孔，把小疥蛤蟆装入蛋内封好，蒸熟。每次吃 1 个，连吃 2 个。

〔功效〕清热，解毒。

〔主治〕瘰疬。

—方 九—

〔组成〕鲜蜗牛肉 100 克（干品减半），瘦猪肉 150 克，盐、酱油各少许。

〔用法〕蜗牛洗净，用沸水烫死，以针挑出蜗牛肉，再洗，然后同猪肉共炖。饮汤食肉。

〔功效〕养阴清热，消肿解毒。

〔主治〕瘰疬，慢性淋巴结炎。

 方十

蜗牛

〔组成〕鲜荔枝 10 枚。

〔用法〕将荔枝洗净，捣烂如泥。外敷患处，每日更换 1 次。

〔功效〕生津益血，理气止痛。

〔主治〕瘰疬，赤肿疔毒，小儿疹疮。

甲状腺肿大

第二章 外科治验偏方

　　甲状腺肿大是临床常见的一种病症，包括生理性和病理性两种类型。其中，生理性甲状腺肿大通常是指单纯性甲状腺肿，是以碘缺乏、致甲状腺肿物质或相关酶缺陷等原因所致的代偿性甲状腺肿大，不伴有临床甲状腺功能异常，腺体肿大很突出，可为弥漫性，也可为结节性。临床表现为脖子粗大、吞咽困难、呼吸困难等。而病理性甲状腺肿大常伴有甲状腺功能异常，表现为甲状腺功能亢进或减退。

好发人群 ...

　　甲状腺肿大好发于碘缺乏者、长期吸烟者、颈部放射史者，以及遗传缺陷者。

治验偏方 ...

 方一

〔组成〕紫菜 15 克，淡菜（贻贝）60 克。

〔用法〕紫菜清水洗净，淡菜清水浸透，入瓦锅内加水同煨至熟。吃肉饮汤。

085

〔功效〕软坚散结。

〔主治〕甲状腺肿初起。

 方二

〔组成〕紫菜100克，黄独（黄药子）50克，高粱酒（60度以上）适量。

〔用法〕前2味用酒共浸泡10天。每日适量饮用。

〔功效〕软坚消瘿。

〔主治〕甲状腺肿大。

 方三

〔组成〕鲜山药1块，蓖麻子仁3粒。

〔用法〕洗净后，同捣烂和匀。贴敷于患部，每日更换2次。

〔功效〕消瘿化瘰。

〔主治〕甲状腺肿大及瘰疬赤肿硬痛。

蓖麻

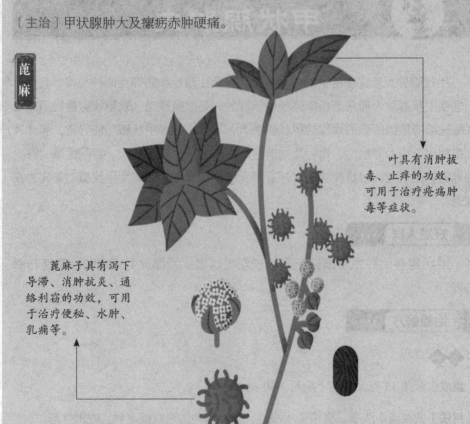

叶具有消肿拔毒、止痒的功效，可用于治疗疮疡肿毒等症状。

蓖麻子具有泻下导滞、消肿抗炎、通络利窍的功效，可用于治疗便秘、水肿、乳痈等。

〔组成〕蚝豉 100 克，海带 50 克。

〔用法〕加水共煮。每日分 2 次服食。

〔功效〕软坚散结。

〔主治〕甲状腺肿大。

〔组成〕荸荠 500 克，猪靥肉（猪咽喉旁的靥肉）1 副。

〔用法〕共煮烂熟。分 2 次食。

〔功效〕软坚散结。

〔主治〕甲状腺肿大。

〔组成〕紫菜 15 克，白萝卜 250 克，陈皮 5 克。

〔用法〕将上述 3 味切碎，加水共煎煮半小时，临出锅前加盐少许调味。可吃可饮，每日 2 次。

〔功效〕理气调中，破积解滞。

〔主治〕甲状腺肿大及淋巴坚肿。

〔组成〕紫菜 20 克。

〔用法〕加调料冲汤，每日 2 次，连续用 1 个月。

〔功效〕散结软坚。

〔主治〕甲状腺肿大，淋巴结核及各种坚硬肿块。

〔组成〕海藻、海带、紫菜、昆布、龙须菜各 20 克。

〔用法〕煎汤。代茶饮用。

〔功效〕消坚散结。

〔主治〕甲状腺肿胀，淋巴结肿大。

〔组成〕绿豆、红糖各60克，海带、大米各30克，陈皮6克。

〔用法〕将海带泡软洗净切丝；铝锅内加清水，入大米、绿豆、海带、陈皮，煮至绿豆开花为度，放入红糖溶匀。服食。

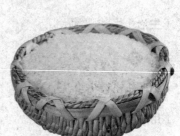

大米

〔功效〕清凉解毒，消肿软坚。

〔主治〕瘿瘤，青春期甲亢。

〔组成〕青柿子（未成熟者）1000克，蜂蜜适量。

〔用法〕将柿子洗净，去柄，切碎，捣烂，以纱布挤压取汁；将柿汁放在锅中煮沸，改用文火煎熬成浓稠膏状，加入蜂蜜1倍，搅匀，再煎如蜜，停火待冷装瓶备用。每次1汤匙，以沸水冲溶饮用，每日2次。

〔功效〕清热，消肿。

〔主治〕地方性甲状腺肿和甲状腺功能亢进症。

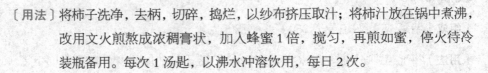

痈

痈是一种由多个相邻毛囊和皮脂腺或汗腺发生急性化脓感染性的疾病，由金黄葡萄球菌侵入所致，多发于项、背、腰、后颈、腹、臀等厚韧部位。由于发病部位的不同，又分为项痈、背痈、腰痈、臀痈等。临床表现以肿疡红肿高起，灼热疼痛，周围界线清楚，在未成脓之时无疮头而易消退，已成脓易溃破，溃后脓液黏稠，疮口易敛为特点。常伴有头痛、发热、寒战等全身症状，统称为发背。中医认为痈是气血受毒邪所困而壅塞不通。

好发人群 ....

痈好发于肥胖者、中老年人、患有糖尿病的人，以及免疫力低下的人。

 治验偏方 ....

方 一

〔组成〕朴硝、焰硝、大黄、炒栀子、寒水石、天南星各等份。

〔用法〕上药研末，用生叶汁或芙蓉叶汁调匀，敷患处。

〔功效〕清热解毒，消肿散结。

〔主治〕痈肿初起，红肿疼痛。

方 二

〔组成〕鲜四块瓦叶 50 克，米醋 125 毫升。

〔用法〕将四块瓦叶片浸醋 12 小时，隔水炖 10 分钟，冷却后外敷，每日 4~5 次。

〔功效〕活血，消肿，解毒。

〔主治〕背痈。

方 三

〔组成〕烟叶 10 克，樟脑 6 克，蜂蜜适量。

〔用法〕烟叶切丝，焙干研细末，和樟脑调匀，用蜂蜜拌如糊状。敷于患处。

〔功效〕镇痛，解毒，活血。

〔主治〕项痈（蜂窝疮），背痈。

方 四

〔组成〕生番薯适量。

〔用法〕洗净，切碎，捣烂，敷于患处。

〔功效〕止血，止痛，防腐，消炎。

〔主治〕溃烂出血疼痛。

番薯

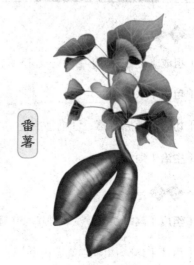

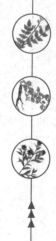

方 五

〔组成〕天南星、草乌头、生半夏、狼毒各等份。

〔用法〕上药研为细末，用米醋、蜂蜜各半调匀。敷患处四周。留头以泻毒气。

〔功效〕散瘀解毒。

〔主治〕痈、疽肿硬，厚如牛皮，按之疼痛。

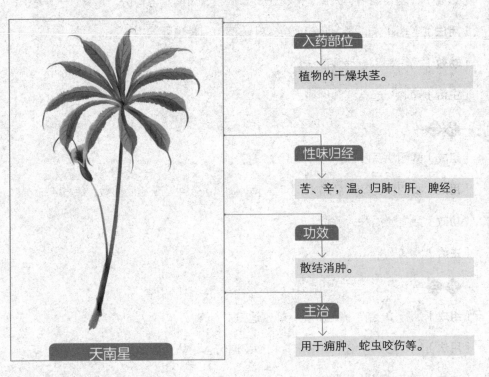

入药部位

植物的干燥块茎。

性味归经

苦、辛，温。归肺、肝、脾经。

功效

散结消肿。

主治

用于痈肿、蛇虫咬伤等。

天南星

 方 六

〔组成〕金银花 10 克，红花 15 克。

〔用法〕水煎服。

〔功效〕散热解毒，活血散瘀。

〔主治〕痈流脓。

 方 七

〔组成〕露蜂房 1 个，猪胆汁 30 毫升，凡士林 30 克。

〔用法〕露蜂房炒至黄黑色存性，研末。猪胆汁加水 1 倍煮沸，凉后待用。取 20

中医治验偏方大全

克露蜂房研细末，加猪胆汁，调匀，再加凡士林配成车膏作为 1 次用量。把药膏抹在纱布上，敷于患处，包扎好。每天换药 1 次。

〔功效〕消瘀，攻毒。

〔主治〕各种痈疮肿毒。

疽

疽是一种发于筋骨，因气血为毒邪阻滞而不行的疾患。其病变部位较深，且病情较重。临床表现分为有头疽和无头疽两类。有头疽多属阳证，相当于现代医学中的痈；无头疽大多属于阴证，与现代医学中的化脓性骨髓炎、骨关节结和化脓性关节炎等相当。

 好发人群 ....

有头疽好发于中老年人，多发于项后、背部等皮肤厚韧处。无头疽好发于 2~10 岁的男孩，多发于胫骨、股骨、肱骨、桡骨等。

 治验偏方 ....

—— 方 一 ——

〔组成〕大米、腊肉各适量。

〔用法〕大米蒸成饭，晾凉，腊肉切碎与米饭共捣成泥。涂于患处。

〔功效〕清热消肿。

〔主治〕项疽肿硬而痛。

—— 方 二 ——

〔组成〕雄黄 15 克，枯矾 10 克，银珠、樟丹各 5 克，凡士林膏适量。

〔用法〕调敷患处。

〔功效〕解毒止血。

〔主治〕阴疽，骨疽。

〔组成〕蓖麻仁（去皮，捣烂）、杏仁（去皮，捣烂）各49粒，铜绿81克，松香2.5千克，麻油360克。

〔用法〕先将麻油热滚，次下蓖麻仁、杏仁，熬至滴水成珠为度，去滓，将油再用文武火熬滚，徐徐入松香末，同时用桃、槐枝搅匀，收磁盆内，待膏将凝时，加入铜绿水，搅匀，然后用水浸之，用手揉搓以去火毒。瓷罐或钢勺盛贮，数月后用热汤炖化摊贴。

〔功效〕活血止痛，祛腐生新。

〔主治〕痈疽。

〔组成〕鲜丝瓜1个。

〔用法〕丝瓜切碎，捣烂绞汁，涂于患处。

〔功效〕消肿，散瘀，止血。

〔主治〕痈疽疮口太深不敛。

〔组成〕绿豆、鸡蛋清各适量。

〔用法〕绿豆碾碎，过罗取极细粉末，与鸡蛋清调和均匀。敷于患处，每天2次。

〔功效〕消肿止痛，清热解毒，祛瘀通络。

〔主治〕各种痈疽之红肿疼痛。

〔组成〕紫甘蔗皮、香油各适量。

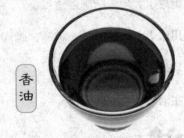

香油

〔用法〕甘蔗皮烧存性，研末，用香油调匀。涂于患处，每天更换1次。

〔功效〕消肿，生肌，清热。

〔主治〕口疽，背疽，疔疮，坐板疮等。

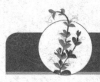

疝气

　　疝气俗称小肠串气，是人体组织或某个脏器一部分离开其原来的部位，通过人体先天或后天形成的间隙、缺损或薄弱部位进入另一部位。疝气多是由打喷嚏、咳嗽、腹部肥胖、用力过度、用力排便、妇女妊娠、小儿过度啼哭、老年腹壁强度退行性变等原因引起的。疝气可发生在人体多个部位，常见的有脐疝、斜疝、股疝、切口疝、白线疝、腹股沟直疝、手术复发疝等。症状多表现为腹部包块、腹部疼痛等，站立、负重或过度用力时会加重，平卧后好转。

 好发人群 •••

　　脐疝好发于婴幼儿，斜疝好发于婴儿和中年男子，股疝好发于妊娠晚期的孕妇，切口疝好发于腹部外伤或腹部手术的人群，腹股沟疝好发于男性，直疝好发于年老体弱者。

 治验偏方 •••

——方 一——

〔**组成**〕青茄蒂适量。

〔**用法**〕将茄蒂煎成浓汁。2 岁每次用茄蒂 4 个，3 岁用 5 个，8 岁用 7 个，服后再饮白糖水 1~2 杯。见效后继续服用 2 次，可痊愈。

〔**功效**〕理气，止痛。

〔**主治**〕疝气。

——方 二——

〔**组成**〕鲜生姜适量。

〔**用法**〕鲜姜洗净，捣烂绞取其汁，去渣，将汁贮于碗中。阴囊浸入姜汁内片刻即成。

〔**功效**〕解肌散寒。

〔**主治**〕疝气。

〔组成〕当归、茯苓、枸杞各 15 克，肉桂、乌药、小茴香各 10 克，海沉香 5 克。

〔用法〕每日 1 剂，水煎服。7 日为 1 疗程。

〔功效〕温经散寒，清热利湿，活血益气，补肾益肝。

〔主治〕疝气。

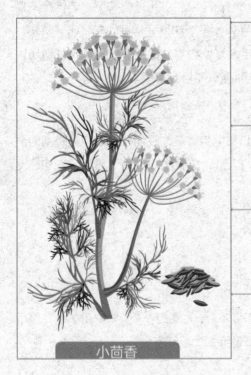

小茴香

入药部位

植物的成熟果实。

性味归经

辛，温。归肝、肾、脾、胃经。

功效

温中散寒，行气止痛。

主治

用于小腹冷痛、寒疝、小便不利等。

〔组成〕马蔺花 60 克，蜂蜜 200 克。

〔用法〕将马蔺花研为细末，和蜂蜜调匀，每次服 50 克，每日 2 次，温开水调服。

〔功效〕清热解毒，润燥消肿。

〔主治〕疝气。

〔组成〕槟榔、佛手各 18 克，吴茱萸、香附、荔枝核、黄芪各 15 克，小茴香、
橘核各 12 克，干姜 10 克，肉桂、甘草各 6 克。

〔用法〕每日 1 剂，水煎服。

〔功效〕疏肝理气，散寒止痛。

〔主治〕疝气。

〔组成〕荔枝核 15 克。

〔用法〕将荔枝核焙干为末，空腹白糖调服。

〔功效〕温阳散寒。

〔主治〕疝气疼痛。

〔组成〕栗树根 30~60 克，白酒 500 毫升。

〔用法〕将栗树根洗净，晾干，制为粗末，浸入白酒内，密封，每日摇荡 1 次，
10 日后滤取酒液即成。每次服 15 毫升，每日 2 次。

〔功效〕清热，降气。

〔主治〕疝气，血痹等。

〔组成〕橘皮、紫苏各 15 克，粳米 100 克。

〔用法〕将前 2 味加水煎取浓汁，兑入粳米粥内，
再煮沸即成。每日 1 剂。

〔功效〕行气解郁，散寒止痛。

〔主治〕疝气之阴囊坠胀不适，伴有胁肋胀满等。

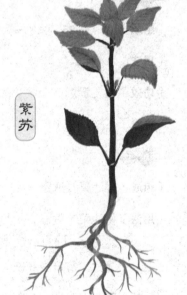

紫苏

〔组成〕小茴香 15 克，鸡蛋或鸭蛋 2 枚，精盐少许。

〔用法〕将小茴香与精盐同炒至焦黄色，研为细末，然后与鸡蛋液调匀，入热油
锅中煎熟，每晚睡前与温黄酒同服食。每日 1 剂，连服，4 剂为 1 个疗程，
休息 2~3 天后，再服 1 个疗程。

〔功效〕滋阴润燥，理气散寒。

〔主治〕小肠疝气，鼠蹊部胀垂，鞘膜积液。

丹　毒

丹毒俗称流火，是由乙型溶血性链球菌引起的皮肤及皮下组织的一种急性感染性炎症。多发于面部和下肢，其症状表现为起病急，局部出现界线清楚的片状红疹，并伴有水肿、热痛，患处皮肤表面紧张炽热，迅速向四周蔓延。

好发人群 ····

丹毒好发于婴儿、年老体弱的人、体表慢性病灶的人，以及患过丹毒的人。

治验偏方 ····

〔组成〕赤小豆 25 克，牛膝、川柏各 15 克。

〔用法〕水煎服。

〔功效〕消炎解毒。

〔主治〕下肢丹毒（流火）。

〔组成〕鲜油菜叶适量。

〔用法〕将油菜叶洗净，捣烂涂敷患处，每日
2~3 次。同时绞取菜汁 1 小杯，加热
温饮，每日 2~3 次。

〔功效〕散血，消肿。

〔主治〕丹毒。

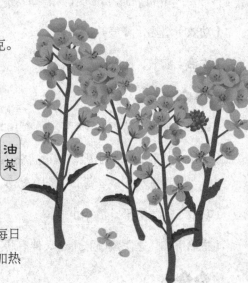

油菜

〔组成〕鲜金银花 50~100 克。

中医治验偏方大全

〔用法〕将金银花洗净，捣烂如泥，外敷患处，每日1~2次。

〔功效〕清热解毒。

〔主治〕丹毒。

—方 四—

〔组成〕金银花12克，赤芍、连翘、山栀各9克，黄芩、竹叶各6克，荆芥3克，枳实、大黄各4.5克，薄荷（后下）2.4克。

〔用法〕每日1剂，水煎服。

〔功效〕疏风解毒，凉血通腑。

〔主治〕丹毒。

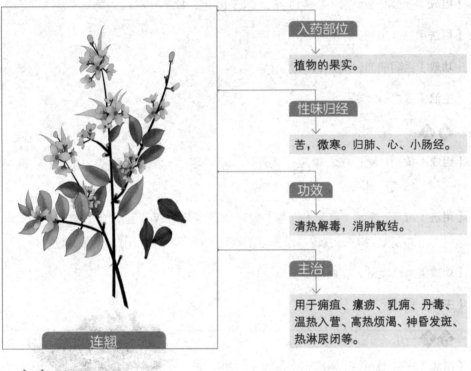

入药部位

植物的果实。

性味归经

苦，微寒。归肺、心、小肠经。

功效

清热解毒，消肿散结。

主治

用于痈疽、瘰疬、乳痈、丹毒、温热入营、高热烦渴、神昏发斑、热淋尿闭等。

连翘

—方 五—

〔组成〕绿豆15克，生姜30克。

〔用法〕将绿豆洗净，用清水浸软，生姜洗净切碎，共捣烂如泥，调匀后涂敷患处。每日1次。

〔功效〕清热解毒，祛湿消肿。

〔主治〕丹毒。

〔组成〕活红蚯蚓 20 条，金银花 20 克，红糖适量。

〔用法〕红蚯蚓用水洗净，放入小盆里，再将红糖放入搅拌，待化成水后即成。金银花加水煎。用时先以金银花水洗净患部，再用棉球蘸上红糖蚯蚓水涂擦患部，每日数次。

〔功效〕散寒祛风，活血消肿。

〔主治〕丹毒。

〔组成〕金银花 20 克，玄参 15 克，当归 10 克，甘草 6 克。

〔用法〕每日 1 剂，水煎服。

〔功效〕滋阴凉血，清热解毒。

〔主治〕丹毒。

〔组成〕黄柏、薏苡仁、萆薢、土茯苓、蒲公英、野菊花各 30 克，丹皮、赤芍各 15 克，川牛膝、苍术各 12 克。

〔用法〕每日 1 剂，7 日为 1 疗程。同时取败酱草 60 克，生大黄、黄连、地榆各 30 克，冰片、乳香、没药各 15 克，共研极细末，用凡士林调敷患处。

〔功效〕清热燥湿，养血活血。

〔主治〕丹毒。

〔组成〕丝瓜 150 克，嫩豆腐 200 克，调料适量。

〔用法〕煮汤服食，每日 1 剂。

〔功效〕清热解毒，润燥消肿。

〔主治〕丹毒，咽喉肿痛等。

黄柏

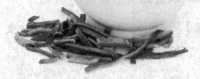

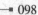

〔组成〕 山药藤（干品）60~90克。

〔用法〕 将山药藤洗净切碎，加水煎汤，外洗患处。每日2次。亦可取鲜品捣烂后外敷患处。

〔功效〕 利湿消肿。

〔主治〕 丹毒，皮肤湿疹。

结石症

结石是人体内的导管腔中或输尿管、膀胱、肾脏，或胆囊等腔性器官的腔中形成的固体块状物，多因体内阴阳失调，功能紊乱，排泄运化失常，杂质积聚、沉淀日久硬化形成。结石症即为人体内形成结石而引起的一种疾病，多表现为管腔梗阻，并伴有疼痛、出血或继发性感染等。

症状分类 ···

根据发病部位不同，结石症可分为胆道系统结石和泌尿系统结石。胆道系统结石包括胆囊结石、胆管结石、肝内胆管结石等；泌尿系统结石包括膀胱结石、输尿管结石、尿道结石、肾结石等。

治验偏方 ···

〔组成〕 埋在地下的葵花根适量。

〔用法〕 从地下挖出来的葵花根，用水洗净晒干使用时将根砸碎，连同根须1小把（100~150克）放在药锅内，加水250~300克，然后以文火煮30分钟。饭前空腹喝下，每日3次，连续服30天，结石即被溶解掉。

〔功效〕 利尿，通淋，止痛。

向日葵

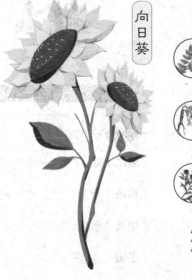

〔主治〕尿路结石。

〔组成〕金钱草 30 克，生地榆 20 克，生首乌、海金沙、滑石、红藤各 15 克，生大黄（后下）、炙没药、杜仲各 10 克。

〔用法〕每日 1~2 剂，水煎服。服药期间多饮水。

〔功效〕通淋排石，活血化瘀。

〔主治〕泌尿系统结石。

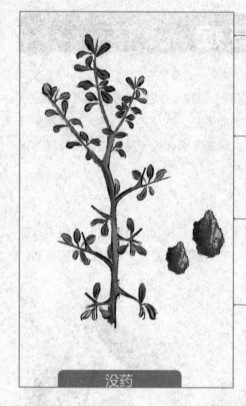

没药

入药部位

植物的胶树脂。

性味归经

苦，平。归肝、脾、心经。

功效

活血止痛，消肿生肌。

主治

用于痛经、胸腹瘀痛、经闭、癥瘕、跌打损伤等。

〔组成〕鲜葫芦、蜂蜜各适量。

〔用法〕将葫芦捣烂绞取汁，调以蜂蜜。每服半杯或 1 杯，每日 2 次。

〔功效〕利尿排石。

〔主治〕尿道结石。

中医治验偏方大全

〔组成〕黄芪、金钱草各 30 克，熟地 20 克，山萸肉、菟丝子、石韦各 15 克，炒鸡内金（研冲）、冬葵子、怀牛膝各 9 克，肉桂 6 克。

〔用法〕每日 1 剂，上药加水 1000 毫升，煎成 150 毫升，早晨空腹顿服。

〔功效〕补肾益气，排石通淋。

〔主治〕泌尿系统结石。

〔组成〕核桃仁、冰糖、香油各 120 克。

〔用法〕将核桃仁用香油炸酥，捞出，然后和冰糖共研细，再以香油调为糊状，此为 1 剂。成人早晚分 2 次服完；儿童分 3 天，每天 3 次。

〔功效〕溶解结石。

〔主治〕泌尿系统结石及其他结石。

〔组成〕金钱草 30～60 克，黄芪、牛膝各 30 克，路路通 20 克，当归、石韦、三棱、莪术各 15 克，桃仁、红花各 12 克，甘草梢 10 克，木通、鸡内金、海金沙各 6 克。

〔用法〕每日 1 剂，水煎，早晚分服。每次服药半小时后做跳跃活动 15 分钟。

〔功效〕益气扶正，清热利湿，攻坚排石。

〔主治〕泌尿系统结石。

〔组成〕玉米须 50 克。

〔用法〕加水煎汤。可随时不拘量饮用。

〔功效〕利水，通淋，止血。

〔主治〕胆囊炎，胆结石。

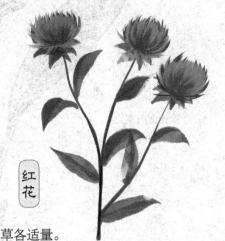

红花

〔组成〕黄鱼耳石（黄花鱼的鱼脑石）、甘草各适量。

〔用法〕将鱼耳石研碎成末。每服 5 克，每日 3 次，甘草煎汤送服。

〔功效〕下石淋，利水。

〔主治〕肾结石，膀胱结石，胆结石。

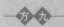

—— 方 九 ——

〔组成〕鸡内金1个。

〔用法〕将鸡内金晒干，捣碎，研末，白水送服。每日早、晚各1次，可连续服用。

〔功效〕化石通淋。

〔主治〕尿路结石，胆结石，对小便淋沥、尿道刺痛亦有疗效。

—— 方 十 ——

〔组成〕鲜阳桃5个，蜂蜜适量。

〔用法〕阳桃切成块，加清水3碗煎至1碗，冲入蜂蜜适量。饮用。

〔功效〕清热，解毒，利尿。

〔主治〕膀胱结石及膀胱炎。

莪术

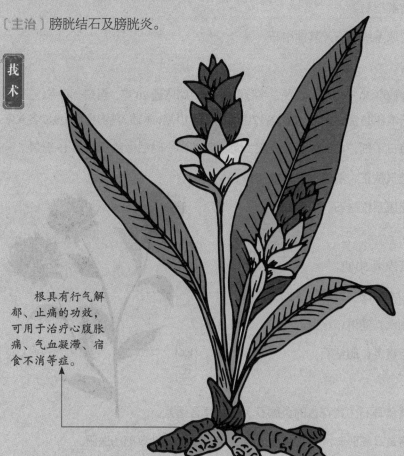

根具有行气解郁、止痛的功效，可用于治疗心腹胀痛、气血凝滞、宿食不消等症。

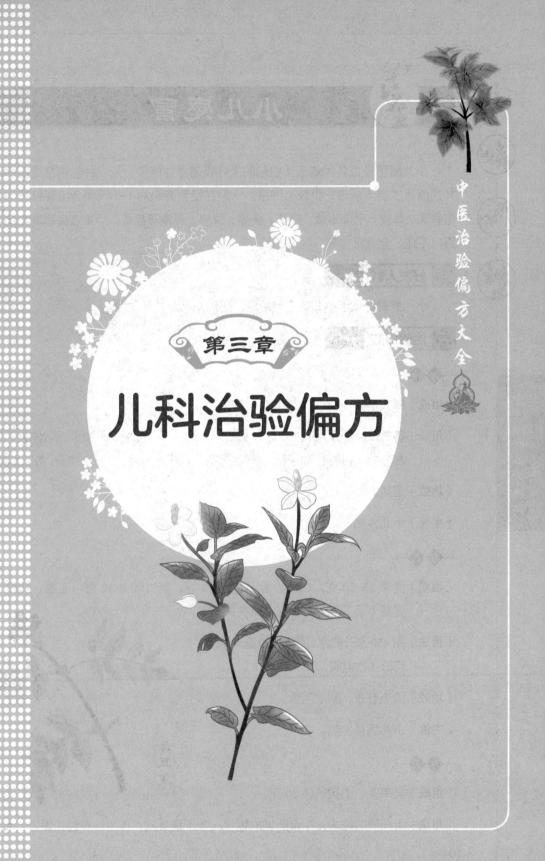

第三章

儿科治验偏方

小儿感冒

小儿感冒是由各种病原体引起的上呼吸道急性感染，是一种临床常见疾病。其病原体主要为病毒，少数为细菌。一般在受到感染后 1~3 天便会出现打喷嚏、流鼻涕、鼻塞、咽部不适、轻咳、头痛、发热、畏寒等症状，严重者会恶寒高热、胃口不佳、全身乏力等。

 好发人群 ····

小儿感冒好发于小儿各个年龄段，婴幼儿易合并并发症。

 治验偏方 ····

——方 一——

〔组成〕鲜黄瓜叶 1000 克，白糖 500 克。

〔用法〕将黄瓜叶洗净水煎 1 小时，去渣以小火煎煮，浓缩至将要干锅时停火，冷却后拌入白糖混匀晒干，压碎装瓶备用。每次 10 克，以开水冲服，每天 3 次。

〔功效〕退热。

〔主治〕小儿发热。

——方 二——

〔组成〕麦芽 15~20 克，白薇、滑石各 9~12 克，淡竹叶 8~12 克，连翘、钩藤、青蒿（后下）各 6~9 克，蝉衣 3~6 克。

〔用法〕用 450 毫升的水，煎至 150 毫升即可，可分 3 次温服。

〔功效〕清热解表，利水消食。

〔主治〕小儿感冒发热。

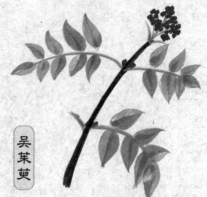

吴茱萸

——方 三——

〔组成〕吴茱萸、山栀子各 20 克。

〔用法〕上药研为细末，用食醋调成糊状，敷于涌泉穴，再用纱布包扎固定，每 4

中医治验偏方大全

小时换药 1 次，连用 2~3 天。

〔**功效**〕泻火除烦，清热。

〔**主治**〕小儿发热。

〔**组成**〕柴胡、龙胆草、知母、川芎各 6 克，茯苓、当归各 9 克，炙甘草 12 克。

〔**用法**〕每日 1 剂，水煎 2 次，分 2~3 次服用。

〔**功效**〕解肌退热，活血通脉。

〔**主治**〕小儿发热。

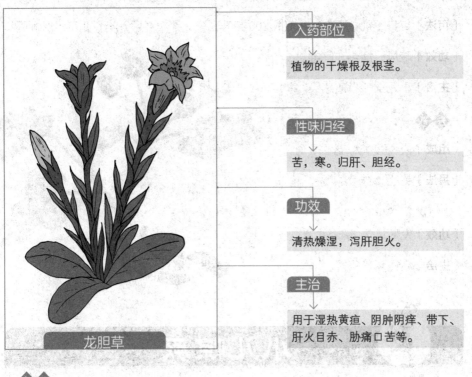

龙胆草

入药部位

植物的干燥根及根茎。

性味归经

苦，寒。归肝、胆经。

功效

清热燥湿，泻肝胆火。

主治

用于湿热黄疸、阴肿阴痒、带下、肝火目赤、胁痛口苦等。

〔**组成**〕麻黄、苏叶、白芷、葱白、姜汁各等量。

〔**用法**〕麻黄、苏叶、白芷研粉，葱白捣如泥，姜汁调敷脐。

〔**功效**〕疏风解表，发散风寒。

〔**主治**〕风寒感冒。

〔组成〕生姜 15~30 克，红糖 20 克。

〔用法〕将生姜洗净，切片，捣烂，和红糖水煎。趁热饮用，每次服 50~100 毫升。服后盖被见微汗。

〔功效〕散寒祛风。

〔主治〕小儿风寒感冒之头痛、流清涕。

〔组成〕金银花、赤芍各 12 克，连翘、栀子、黄芩、牛蒡子、天花粉、龙胆草、六一散各 6 克，枳壳、青黛各 3 克，薄荷、荆芥穗各 4.5 克。

〔用法〕每日 1 剂，两煎，共煎成 100 毫升，分 2~3 次温服，年长儿可 1 次顿服。

〔功效〕疏风，清热，解毒。

〔主治〕小儿上呼吸道感染。

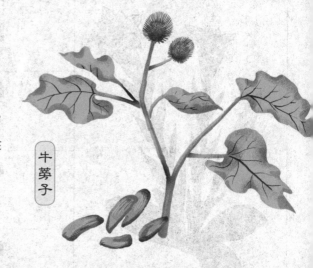

牛蒡子

方八

〔组成〕淡豆豉 9 克，葱白 5 个。

〔用法〕将上 2 味水煎后，趁热服下。

〔功效〕发散风热，解表和胃。

〔主治〕小儿夏日感冒。

小儿惊厥

　　惊厥又称惊风，由多种原因使脑神经功能紊乱所致，是最常见的小儿神经系统症状之一，以 6 岁以下儿童多见，尤多见于婴幼儿。惊厥可以是部分身体，也可以是全身性的，初发的表现是意识突然丧失，同时有全身的或局限于某一肢体的抽动，还多伴有双眼上翻、凝视或斜视，也可伴有口吐白沫和大小便失禁。而新生儿期可表现为轻微的全身性或局限性抽搐，如凝视、面肌抽搐、呼吸不规则等。

中医治验偏方大全

好发人群 ....

　　小儿惊厥好发于 3 岁以下婴幼儿，小儿高热惊厥好发于 6 个月至 6 岁的婴幼儿和学龄前儿童。

治验偏方 ....

── 方 一 ──

〔组成〕薄荷、连翘、山栀、黄芩、大黄、钩藤、石决明、全蝎、龙齿、蜂蚕若干。

〔用法〕水煎服 2~3 次。

〔功效〕解热，发汗，凉血。

〔主治〕小儿急惊风。

── 方 二 ──

〔组成〕鱼腥草、黄荆条各 30 克，钩藤 10 克。

〔用法〕加水煎，去渣，分数次服，每日 1 剂。

叶具有消炎止痛、解热、健胃的功效，可用于治疗胃痉挛、发热、咽喉肿胀等症。

薄荷

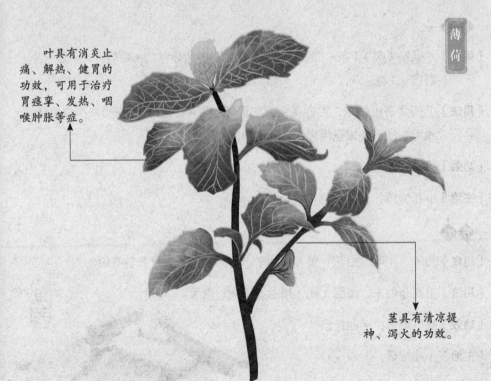

茎具有清凉提神、泻火的功效。

〔功效〕息风定惊。

〔主治〕小儿急惊风。

方三

〔组成〕郁李仁、桃仁各 14 枚，黄栀子 6 克。

〔用法〕共研细末，以鸡蛋清调匀。敷于两手脉搏上，24 小时解下，呈青黑色为度。

〔功效〕下气利水，清热凉血。

〔主治〕小儿慢性惊风。

方四

〔组成〕马鞭草 6 克，钩藤 15 克。

〔用法〕水煎服。每日 1 剂，分 3 次口服。

〔功效〕清热解毒，息风定惊。

〔主治〕小儿高热，小儿惊风。

方五

〔组成〕赤蜈蚣（炙）1 条、僵蚕、天南星（炮）、猪牙皂角（略炒存性）各 3 克，麝香 0.3 克。

〔用法〕上药共研极细末，贮瓶备用，勿泄气。以手沾生姜汁蘸药末少许擦牙，或用姜汁调药末呈稀糊状，滴入口内 2~3 滴。

〔功效〕通窍开关。

〔主治〕小儿惊风，牙关紧急。

方六

〔组成〕防风、川芎、白芷、黄芩、细辛、薄荷、茯苓、甘草各等份。

〔用法〕上同为细末，每服 1 钱，用白汤不拘时调服。

〔功效〕祛风解表，活血行气。

〔主治〕小儿惊风。

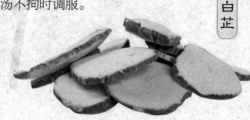

白芷

中医治验偏方大全

〔组成〕活蚯蚓1条，生吴茱萸7克，白芥子3克，米醋适量。

〔用法〕将吴茱萸、白芥子混合研为细末，与蚯蚓共捣烂，再加米醋调成膏状。取药膏贴于患儿脐中及足心（涌泉穴）上，外盖纱布，用胶布固定，每日换药1~2次。

〔功效〕息风化痰，镇痉。

〔主治〕小儿惊厥，四肢抽搐，牙关紧闭，高热神昏。

小儿咳嗽

小儿咳嗽是由于呼吸道炎症、异物或其他物理、化学因素刺激呼吸道黏膜，通过咳嗽中枢引起的咳嗽动作，是小儿呼吸系统最常见的症状之一。咳嗽是一种防御性反射运动，可以阻止异物吸入，将呼吸道内异物或分泌物排出体外，避免呼吸道继发感染。

常见疾病 ....

上呼吸道感染、慢性咽炎、慢性鼻窦炎、急性喉炎、气管炎。

治验偏方 ....

〔组成〕川贝母、鹿茸血末各10克，冰糖50克，雪梨1个。

〔用法〕先将梨去皮后切成片状，然后再以川贝母、鹿茸血末撒布中间，并用文火炖熟，然后放入冰糖等待溶化，每天分3次将汁饮下，并食梨片。

〔功效〕清肺，宁嗽，化痰。

〔主治〕小儿咳嗽。

〔组成〕苇根12~30克，炙金沸草9~15克，炙麻绒、炙款冬花、炙前胡各6~12克，

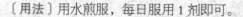

桔梗、炙百部各 6~10 克，黄连 1.5~6 克。

〔用法〕用水煎服，每日服用 1 剂即可。

〔功效〕清心泻肺，宣肺降逆，化痰止咳。

〔主治〕小儿咳嗽。

—— 方 三 ——

〔组成〕生石膏 30 克，鱼腥草 15 克，杏仁 10 克。

〔用法〕水煎服。

〔功效〕清热宣肺化痰。

〔主治〕肺胃热盛型咳嗽。

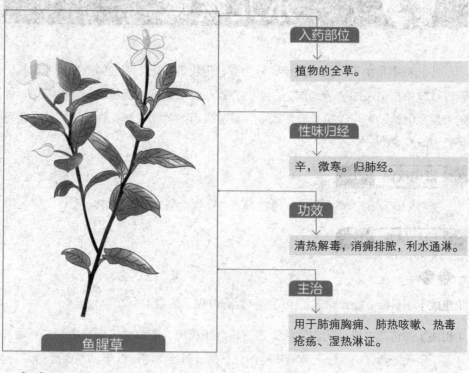

入药部位

植物的全草。

性味归经

辛，微寒。归肺经。

功效

清热解毒，消痈排脓，利水通淋。

主治

用于肺痈胸痛、肺热咳嗽、热毒疮疡、湿热淋证。

鱼腥草

—— 方 四 ——

〔组成〕鲜藕汁 250 克，蜂蜜 50 克。

〔用法〕将鲜藕洗净，捣烂榨汁，加蜂蜜调匀。分 5 次服用，连用数日。

〔功效〕清热润燥，凉血，止咳祛痰。

〔主治〕小儿肺热咳嗽，咽干咽痛，血热鼻衄。

中医治验偏方大全

〔组成〕鸭梨 3 个，大米 50 克。

〔用法〕将鸭梨洗净，加水适量煎煮半小时，捞去梨渣不用，再加入米粥。趁热
食用。

〔功效〕润肺清心，消痰降火。

〔主治〕小儿肺热咳嗽。

〔组成〕板蓝根 10~24 克，白茅根 10~20 克，侧柏
叶 6~15 克，川贝 5~9 克，蝉蜕、杏仁各
4~8 克，甘草 2~5 克。

〔用法〕水煎服，每日 1 剂。

〔功效〕清肺化痰，轻宣止咳。

〔主治〕小儿上呼吸道感染咳嗽。

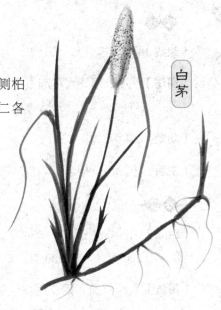

白茅

〔组成〕大蒜头 20 克，蜂蜜 15 克。

〔用法〕将大蒜去皮捣烂，用开水一杯浸泡，晾凉后再炖 1 小时。取汁调蜂蜜引服。

〔功效〕清热润燥，杀菌消炎。

〔主治〕小儿久咳不止、夜不能寐。

小儿厌食症

　　小儿厌食症是儿童摄食行为异常的一种疾病，是一种慢性消化功能紊乱综合
征。该病症状表现为长期食欲减退或消失、见食不贪，甚至拒食，并伴有呕吐、
腹泻、便秘、腹痛等；严重的会导致贫血、营养不良、免疫力低下，以及反复呼
吸道感染，从而对儿童生长发育、营养状态和智力发展产生不同程度的影响。

好发人群

家庭条件较好的儿童，家长会因溺爱孩子，给予孩子过多影响食欲的零食导致此病。卫生习惯较差的儿童，不注意饮食卫生，如饭前、饭后不洗手等，导致患儿食欲下降。

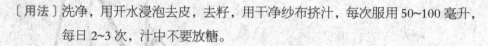
治验偏方

——方一——

〔组成〕西红柿数个。

〔用法〕洗净，用开水浸泡去皮，去籽，用干净纱布挤汁，每次服用 50~100 毫升，每日 2~3 次，汁中不要放糖。

〔功效〕健脾开胃。

〔主治〕小儿厌食症。

——方二——

〔组成〕山药、薏苡仁各 250 克，芡实 200 克，大米 500 克。

〔用法〕上药分别下锅，用微火炒成淡黄色，混合后研细过筛即成，每日早晚各 1 汤匙冲服，20 天为 1 个疗程。

〔功效〕健补脾胃。

〔主治〕小儿厌食症。

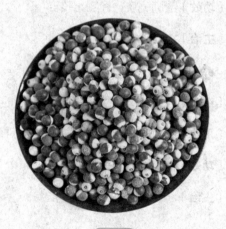

芡实

——方三——

〔组成〕焦山楂、建曲、炒麦芽各 10 克，槟榔、陈皮、砂仁各 5 克，大黄、甘草各 3 克。

〔用法〕每日 1 剂，水煎服。

〔功效〕理气醒脾，消食开胃。

〔主治〕小儿厌食症。

〔组成〕使君子、党参、山楂各 8 克，苍术 6 克，胡黄连 2 克，芦荟 1 克。

〔用法〕上药水煎 2 次，混合药液 100 毫升左右，加少许蔗糖，分多次服，每日 1
剂，5 剂为 1 疗程。

〔功效〕健脾清热，杀虫消积。

〔主治〕小儿厌食症。

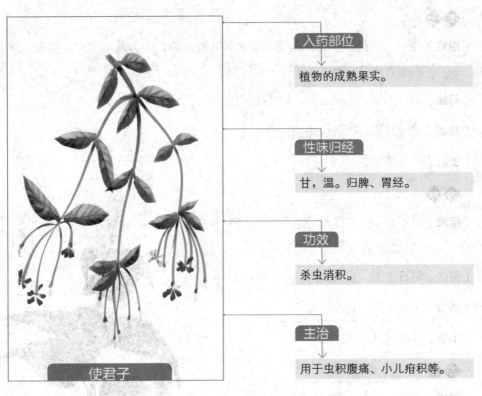

入药部位

植物的成熟果实。

性味归经

甘，温。归脾、胃经。

功效

杀虫消积。

主治

用于虫积腹痛、小儿疳积等。

使君子

〔组成〕山药 12~15 克，扁豆、薏仁、麦芽各 9~12 克，木瓜、乌梅、云茯苓各
6~9 克，甘草 3~6 克，鲜荷叶（后下）20 克。

〔用法〕每日 1 剂，水煎，分 3 次服用。10 剂为 1 疗程。

〔功效〕健脾利湿，开胃消食。

〔主治〕小儿厌食症。

〔组成〕石决明 15 克，太子参、白芍、石斛、枳壳、川楝子、生谷芽、麦芽、山楂各 10 克，胡黄连 3 克。

〔用法〕水煎服。

〔功效〕平肝柔肝，健脾和胃，消食助运。

〔主治〕小儿厌食症。

〔组成〕党参、山药各 6 克，菖蒲、郁金各 4 克，杏仁、木香、枳壳、槟榔、鸡内金各 3 克，莪术、牵牛子、大黄炭各 2 克，花椒、肉桂各 1 克。

〔用法〕每日 1 剂，水煎 2 次，分 3 次服用。1 个月为 1 疗程。

〔功效〕温中健脾，行气止痛。

〔主治〕小儿厌食症。

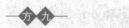

〔组成〕茯苓 10 克，藿香、半夏、厚朴、山楂、神曲、鸡内金、砂仁各 6 克，甘草 3 克。

〔用法〕每日 1 剂，水煎 2 遍，分 4~6 次服用。

〔功效〕消食和胃，化浊运脾。

〔主治〕食滞厌食。

〔组成〕白术、茯苓、党参、陈皮各 6 克。

〔用法〕水煎服。

〔功效〕健脾和胃。

〔主治〕脾虚型厌食。

——方 十——

〔组成〕黄芪、白术、茯苓、黄精各 3 克，陈皮、青黛各 2 克，炙鸡内金、炙甘草各 1 克。

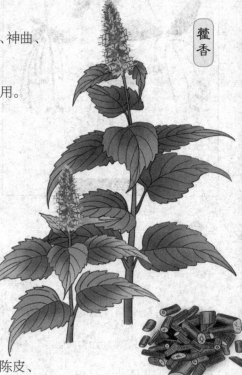

藿香

中医治验偏方大全

〔用法〕每日 1 剂，水煎，分 2~3 次服。

〔功效〕健脾益气，和胃消食。

〔主治〕脾虚型厌食。

消化不良

消化不良主要是指食物进入胃和十二指肠区域不能完全消化而无法吸收的一种病症。其症状通常表现为餐后饱胀、早饱感、上腹痛或上腹烧灼感。轻者仅表现为腹部不适，重者可出现大便次数增多、便下稀水呈蛋花样、食欲减退、腹胀等，严重者可导致体形消瘦。临床上，约 70% 的患者是功能性消化不良，其已成为影响现代人生活质量的重要疾病之一。

 发病原因 ••••

消化不良的病因和发病机制极为复杂，主要与胃肠运动功能障碍、内脏感觉异常、幽门螺杆菌感染、黏膜完整性破坏、胃肠激素紊乱、十二指肠低度炎症、免疫激活、脑 – 肠轴调节异常，以及与心理社会因素、环境因素相关。

 治验偏方 ••••

—— 方 一 ——

〔组成〕鹧鸪菜干品、鸡内金各适量。

〔用法〕共研为细末备用。每次 3 克，每日服 2 次，开水冲服。

〔功效〕消食化积。

〔主治〕食欲不振，消化不良。

—— 方 二 ——

〔组成〕锅巴 1500 克，炒神曲、山楂、莲肉（去心）各 120 克，炒砂仁 60 克，
鸡内金 30 克，白糖、米粉各适量。

〔用法〕先将锅巴炒黄，再炒鸡内金，将莲肉用锅蒸 20 分钟，然后将前 6 味共

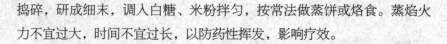

捣碎，研成细末，调入白糖、米粉拌匀，按常法做蒸饼或烙食。蒸焰火力不宜过大，时间不宜过长，以防药性挥发，影响疗效。

〔功效〕健脾消食，清虚热。

〔主治〕小儿消化不良、食积腹痛。

 方 三

〔组成〕大葱 1 根，鲜姜 30 克，茴香粉 15 克。

〔用法〕葱、姜洗净，切碎捣烂如泥，加入茴香粉搅拌均匀后，炒至温热（不伤皮肤为度）。以纱布包好，敷于脐部，每日 1~2 次，直至痊愈。

葱

〔功效〕温中健胃，扶脾散瘀。

〔主治〕小儿消化不良、食少腹胀。

 方 四

〔组成〕栗子 10 枚，白糖 25 克。

〔用法〕首先将栗子去皮，然后加适量水煮成糊膏，并用白糖进行调味，每日服用 2 次。成人服用量可加倍。

〔功效〕养胃健脾。

〔主治〕小儿消化不良、脾虚腹泻。

 方 五

〔组成〕牛肚 250 克，大米 70 克，盐少许。

〔用法〕先将牛肚用盐搓洗干净，然后将其切成小丁，与大米煮作烂粥，加盐调味即可食用。

〔功效〕健脾养胃。

〔主治〕小儿病后虚弱、食欲不振、四肢乏力。

中医治验偏方大全

〔**组成**〕山楂（去核）、山药、白糖各适量。

〔**用法**〕将山楂、山药洗净蒸熟，冷后加白糖搅匀，压成薄饼。

〔**功效**〕健脾消食，和中止泻。

〔**主治**〕小儿脾虚久泻、食而腹胀、不思饮食、消化不良。

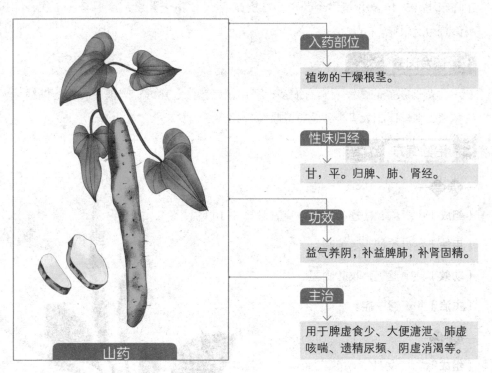

入药部位

植物的干燥根茎。

性味归经

甘，平。归脾、肺、肾经。

功效

益气养阴，补益脾肺，补肾固精。

主治

用于脾虚食少、大便溏泄、肺虚咳喘、遗精尿频、阴虚消渴等。

山药

〔**组成**〕山楂片 20 克，大枣 10 枚，鸡内金 2 个，白糖少许。

〔**用法**〕山楂片及大枣烤焦呈黑黄色，加鸡内金、白糖煮水。频频温服，每日 2~3 次，连服 2 天。

〔**功效**〕健脾止泻，消食化滞。

〔**主治**〕小儿不思饮食、腹胀、手足心热、头发干枯、大便干燥或稀溏。

第三章 儿科治验偏方

儿童遗尿症

儿童遗尿症是指儿童在睡眠时排尿在床上，尿湿床单却不会因此醒来。该病有遗传倾向，常由大脑皮层发育延迟、睡眠过深、心理因素及遗传因素所引起。在临床上，5~10岁儿童每个月至少2次或者10岁以上儿童每个月至少1次，即可诊断为遗尿症。

 诱发因素

儿童遗尿症的诱发因素有很多，多由情绪紧张、焦虑、恐惧及畏缩等情绪，或鼻炎、腺样体肥大等导致睡眠呼吸暂停综合征诱发。

治验偏方

方一

〔组成〕生枣仁、牡蛎各15~30克，甘草6~10克。

〔用法〕每日1剂，水煎服。

〔功效〕补中益气，收敛固涩。

〔主治〕儿童遗尿症。

方二

〔组成〕当归60克，车前草30克，炙麻黄10克。

〔用法〕上药水煎浓缩至200毫升。14岁以下每次服100毫升，14岁以上服200毫升，每晚临睡前1小时服，7天1疗程。

〔功效〕养血，利水，宣肺。

〔主治〕儿童遗尿症。

方三

〔组成〕桑螵蛸、菟丝子各12克，党参、鸡内金各10克，酸枣仁15克。

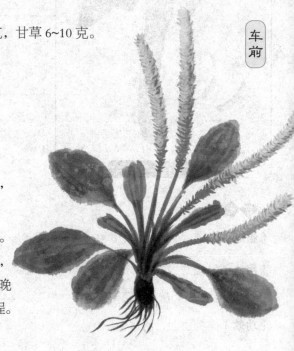

车前

〔用法〕每日1剂，水煎，早晚分服。

〔功效〕补肾益气，固涩止遗。

〔主治〕儿童遗尿症。

〔组成〕党参、沙参、白术、生地、覆盆子、桑螵蛸、仙鹤草各9克，当归、石菖蒲各6克，远志4.5克，五味子3克，生牡蛎（先煎）30克。

〔用法〕上药水煎2次，合并滤液，浓缩至100毫升，每日3次分服，7天为1疗程。

〔功效〕益气健脾，补肾固涩。

〔主治〕儿童遗尿症。

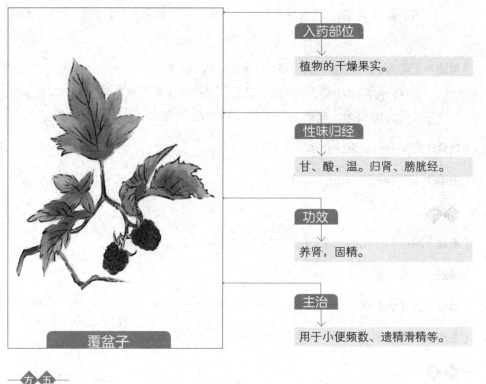

入药部位

植物的干燥果实。

性味归经

甘、酸，温。归肾、膀胱经。

功效

养肾，固精。

主治

用于小便频数、遗精滑精等。

覆盆子

〔组成〕麻黄42克，五味子、菟丝子各28克，益智仁21克。

〔用法〕上药共研细末，分成7包，每晚临睡前开水冲服1包，年幼者酌减。

〔功效〕宣肺，补肾，止遗。

〔主治〕儿童遗尿症。

 方 六

〔组成〕阿胶 60 克，炒牡蛎（煅，取粉）、鹿茸（切，酥炙）各 120 克。

〔用法〕上为锉散。每服 12 克，水 70 毫升，煎至 49 毫升，空腹服。或研细末，饮调亦好。

〔功效〕补肾纳气，止遗尿。

 阿胶

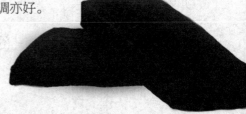

〔主治〕儿童遗尿症。

 方 七

〔组成〕益智仁 20 克，覆盆子、炒山药各 15 克，桑螵蛸 12 克，补骨脂、潞党参、川萆薢各 10 克，鸡内金 9 克，炒白术、石菖蒲各 6 克，肉桂 5 克，生麻黄 3 克。

〔用法〕上药为 9 岁以上用量，9 岁以下酌减，每日 1 剂，水煎温服。9 岁以上患儿，每日分早晚 2 次服；9 岁以下患儿，每日分 3~5 次服。晚上服药须在 8 点钟前，10 剂为 1 疗程，服药期间不食茶、少喝水，不可过度疲劳。

〔功效〕补肾益气，缩尿止遗。

〔主治〕儿童遗尿症。

 方 八

〔组成〕猪尿泡（猪膀胱）1 枚，槐花、车前子各 25 克。

〔用法〕加水共煮熟，去药服食。

〔功效〕清热，利尿。

〔主治〕梦中遗尿，尿频，尿急。

方 九

〔组成〕鸡蛋 1 枚，白胡椒 7 粒。

〔用法〕将鸡蛋一端敲破一小孔，放入白胡椒，然后用纸糊堵小孔，蒸熟即可，每日吃 1 枚。

〔功效〕暖肠胃，除寒湿。

〔主治〕小儿遗尿，对妇女白带症也有疗效。

〔组成〕韭菜籽、白面粉各适量。

〔用法〕将韭菜籽研成细粉，和入白面少许，加水揉作饼蒸食。

〔功效〕温肾壮阳。

〔主治〕小儿肾气不足遗尿。

〔组成〕芡实（又名鸡头米）20 克，金樱子、菟丝子、车前子各 15 克。

〔用法〕水煎。分早晚 2 次服用。

〔功效〕滋阴益肾。

〔主治〕小儿肾气虚弱遗尿。

〔组成〕饴糖 2 匙，桂枝 15 克，白芍、
　　　甘草各 10 克。

〔用法〕先将 3 味中药煎汤，去渣，
　　　冲入饴糖，每日分 2 次服用。

〔功效〕补脾益气。

〔主治〕小儿体虚遗尿。

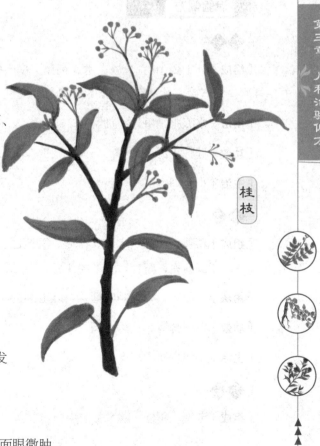

桂枝

〔组成〕核桃肉 100 克，蜂蜜 15 克。

〔用法〕将核桃肉放在锅内干炒至发
　　　焦，取出晾干。调蜂蜜吃。

〔功效〕补肾温肺，定喘润肠。

〔主治〕小儿久咳引起的遗尿气疮、面眼微肿。

小儿腹泻病

　　小儿腹泻病是常见的一种儿科疾病，主要由病毒、细菌、寄生虫、真菌等引起，也可由肠道外感染、滥用抗生素所致的肠道菌群紊乱、过敏及气候因素等引起。该病症状以腹泻及粪便呈水样、蛋花汤样，带有脓血或黏液为主，并伴有不同程度的呕吐、腹痛、发热、脱水等。

 好发人群 ···

　　小儿腹泻好发于 2 岁以内的婴幼儿、以奶粉喂养为主或营养不良的小儿，以及患儿先天性体质较弱、免疫力低下者。

 治验偏方 ···

── 方 一 ──

〔组成〕怀山药 10 克，炒白术、扁豆、南山楂、茯苓、赤芍、神曲各 9 克，醋夏
　　　　5 克，化橘红 3 克，白蔻 2 粒。

〔用法〕水煎服，每日 1 剂。

〔功效〕健脾止泻。

〔主治〕小儿脾虚泄泻。

── 方 二 ──

〔组成〕藿香、白芍、木瓜、茯苓、薏苡仁、乌梅、凤尾草、地锦草各 10 克，陈
　　　　皮 5 克，厚朴、苍术各 4 克，半夏、甘草各 3 克。

〔用法〕水煎服，亦可制成糖浆。以上剂量，适用于 1~3 岁患儿。

〔功效〕调理脾胃，止泻止痛。

〔主治〕小儿夏秋腹泻。

── 方 三 ──

〔组成〕苏梗、藿梗、煨木香、焦白术、茯苓、扁豆衣、炒藕节、炒竹茹各 10 克，
　　　　煨葛根、陈皮各 5 克，白蔻仁 3 克。

〔**用法**〕水煎服，每日 1 剂，分 3~4 次服用。口服困难者可保留灌肠或直肠点滴。

〔**功效**〕理气，健脾，止泻。

〔**主治**〕小儿泄泻。

〔**组成**〕丁香 30 克，车前子（炒）20 克，荜茇 10 克，白胡椒、肉桂、吴茱萸各 5 克。

〔**用法**〕诸药共研细末装瓶备用。用时取药末 0.1~0.3 克，置于脐窝内，并以胶布
固定，1~2 天换药 1 次。

〔**功效**〕温中止泻。

〔**主治**〕小儿泄泻。

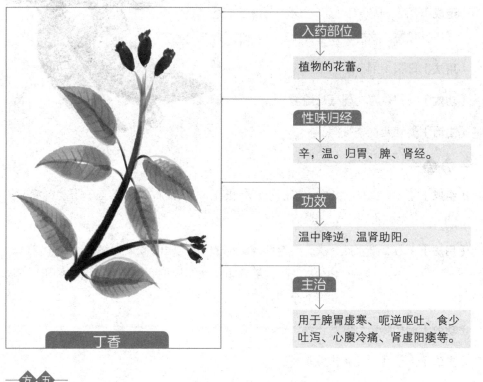

入药部位

植物的花蕾。

性味归经

辛，温。归胃、脾、肾经。

功效

温中降逆，温肾助阳。

主治

用于脾胃虚寒、呃逆呕吐、食少
吐泻、心腹冷痛、肾虚阳痿等。

丁香

〔**组成**〕焦白术 12 克，黄芩、白芍、葛根（煨）、防风、焦麦芽各 10 克，甘草、
乌梅各 6 克，陈皮 1 克，生姜 3 片，大枣 5 枚。

〔**用法**〕水煎服，分数次服，每日 1 剂。

第三章　儿科治验偏方

〔功效〕清热散邪，涩肠止泻。

〔主治〕小儿秋季腹泻。

〔组成〕党参 6~10 克，白术、茯苓各 6~8 克，肉桂、肉豆蔻各 3~4 克，藿香（后下）3 克。

〔用法〕每日 1 剂，水煎，分次频服。

〔功效〕健脾化湿，温中止泻。

〔主治〕小儿秋季腹泻。

〔组成〕党参、茯苓各 3 克，白术、葛根各 2 克，藿香、木香、儿茶各 1.5 克，炙甘草 1.4 克。

〔用法〕日服 1 剂，水煎服。

〔功效〕补脾益胃，理气祛温。

〔主治〕婴幼儿秋季腹泻。

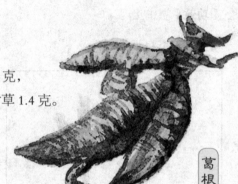

葛根

〔组成〕党参、山楂、神曲、车前子、金银花、莲子各 6 克，黄连、干姜、黄芩各 3 克，生扁豆 12 克。

〔用法〕上方 2 剂水煎 2 次，混合煎汁浓缩成 100 毫升。1 岁以下每次 5~10 毫升，1 岁以上每次 10~15 毫升，每日 4~6 次，根据病情轻重可增减剂量。1 周为 1 疗程，可观察 2 个疗程。

〔功效〕调和肠胃，健脾止泻。

〔主治〕小儿迁延性和慢性腹泻。

〔组成〕葛根、生山楂肉、谷芽、麦芽、扁豆衣、黄芩、陈石榴皮各 10 克，防风、乌梅、甘草各 5 克，桔梗 3 克，黄连 2 克。

〔用法〕水煎服，每日 1 剂。

〔功效〕祛风解表，清热利湿，健脾止泻。

〔主治〕小儿腹泻病程较短者。症见泻下稀薄或秽臭，舌苔薄白或腻或微黄。

 方十

〔组成〕白术、云苓各 200 克，泽泻、猪苓各 150 克，车前子 100 克，木瓜 50 克。

〔用法〕以上诸药，按质分炒，共研细末，瓶装备用，开水泡服。用量：1 岁以下每次 10 克，每日 2 次；1~3 岁，每次 15 克，每日 2 次；4~7 岁，每次 15~20 克，每日 3 次。

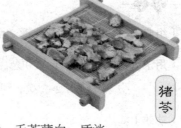

猪苓

〔功效〕健脾渗湿，分清止泻。

〔主治〕大便泻下清谷，或食后则便，或稍进油腻生冷之物则泻次增多，饮食减少，神疲倦怠，睡眠露睛，小便短少，面色萎黄，舌苔薄白、质淡。

 # 小儿细菌性痢疾

小儿细菌性痢疾是由痢疾杆菌引起的肠道传染病，可随食物通过污染的手、玩具、餐具等进入胃肠道而导致。该病起病急骤，有发热、腹痛、腹泻、脓血便、里急后重等症状。其中最重要的临床类型为中毒性细菌性痢疾，症状表现为频繁惊厥、休克、呼吸衰竭，严重的可发生死亡。

好发人群

小儿细菌性痢疾好发于 1~5 岁的儿童。

治验偏方

 方一

〔组成〕绿豆、胡椒各 3 粒，红枣 2 枚。

〔用法〕先将大红枣洗净，去核，与绿豆、胡椒共捣烂。敷于肚脐上。

〔功效〕清热解毒，祛寒湿。

〔主治〕小儿红、白痢疾。

〔组成〕鲜小苦瓜 5 条。

〔用法〕将瓜洗净榨汁，过滤。每日服 1~2 次。

〔功效〕清热，解毒，祛湿。

〔主治〕小儿红、白痢疾。

〔组成〕葵花籽 50 克，冰糖 20 克。

〔用法〕将葵花籽用开水冲烫后，煮 1 小时，加冰糖。
服汤，每日 2~3 次，可连续服用。

〔功效〕清热利湿。

〔主治〕小儿血痢之腹痛下坠、恶心。

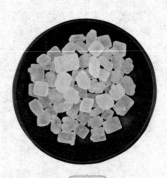

冰糖

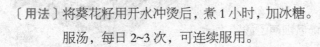

〔组成〕槟榔、黄芩各 15 克，乌梅、艾叶、川椒、赤石脂、干姜、黄连各 9 克。

〔用法〕上药用剂量根据患儿年龄而定，以一定量水浸泡药 5 分钟。用武火煎开，
改文火煮 20 分钟，水煎取药液，少量频服，每日 1 剂。幼儿可分数次
服完。

〔功效〕燥湿运脾，导滞清痢。

〔主治〕小儿急性细菌性痢疾。

〔组成〕车前草 60 克。

〔用法〕全草煎水服，每日 1 次。

〔功效〕清热除湿，止泻。

〔主治〕细菌性痢疾。

〔组成〕生大黄、木香、焦山楂、枳壳、黄柏、槟榔各 10 克，黄连 3 克。

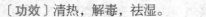

〔**用法**〕每日 1 剂，水煎频服。

〔**功效**〕清热燥湿，破气消积。

〔**主治**〕小儿急性菌痢。

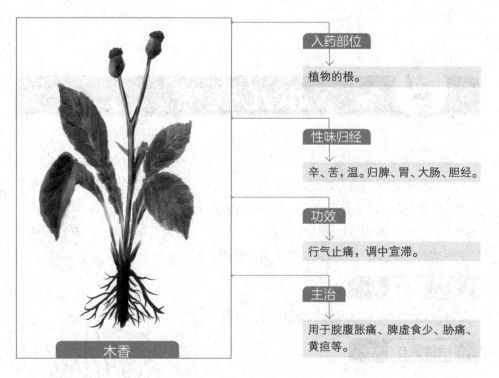

入药部位

植物的根。

性味归经

辛、苦，温。归脾、胃、大肠、胆经。

功效

行气止痛，调中宣滞。

主治

用于脘腹胀痛、脾虚食少、胁痛、黄疸等。

木香

〔**组成**〕金银花 20 克，生山楂 30 克，赤、白芍各 10 克，生甘草 6 克。

〔**用法**〕每日 1 剂，水煎 2 次，分 3 次服，赤多者调适量白砂糖，白多者调适量赤砂糖。6 岁以上用上方剂量，3~6 岁用上方剂量的 1/2~2/3，3 岁以下用 1/3 剂量。

〔**功效**〕清热解毒，消食导滞，调气行血。

〔**主治**〕小儿急性细菌性痢疾。

〔**组成**〕鲜马齿苋 500 克，独头大蒜 30 克，葱白、芝麻、盐各适量。

〔**用法**〕蒜去皮捣如泥。马齿苋去掉老根，洗净，切成小长段，用沸水烫透，捞出沥干水汽。芝麻少许炒香，捣碎。葱白洗净，斜切小片。将马齿苋用盐、味精拌匀，加入蒜泥、葱白、芝麻，即可食用。

〔功效〕清热解毒。

〔主治〕血痢，急性菌痢。

小儿夜啼

小儿夜啼是指婴儿白日嬉笑如常而能入睡，入夜则啼哭不安，或每夜定时啼哭，甚至通宵达旦，少则数日，多则经月，故又称夜啼。其原因有多种，如腹部受寒、过食炙烤之物、暴受惊恐、体质较弱及父母体质素虚等。有的因营养过多、运动不足，有的因怕黑；而处在兴奋状态的小孩，也会常常夜啼，尤其是有神经质或腺病质的小孩，更有夜哭不停的情形发生。

 好发人群 ···

小儿夜啼好发于半岁以下的婴幼儿。

 治验偏方 ···

灯心草

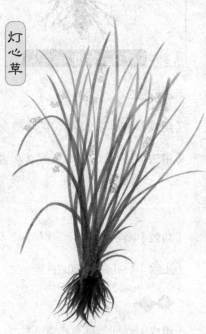

───── 方 一 ─────

〔组成〕麦冬 8 克，灯心草 0.5 克，朱砂 0.3 克。

〔用法〕将上药盛于小碗内，加热开水 40 毫升浸泡，待煮饭熟时，置于饭面上加蒸（或置于锅内隔水蒸）即可。每日 1 剂，中午及晚上睡前各服 1 次。

〔功效〕重镇安神，养阴生津。

〔主治〕小儿夜啼。

───── 方 二 ─────

〔组成〕蝉蜕（去煎半截）15 枚，茯神、灯心草各 9 克，薄荷、远志各 6 克，黄连、龙齿各 3 克。

〔用法〕水煎 2 次，取煎汁 30 毫升，加白糖适量。在下午或晚上服 5~10 毫升。
另用朱砂少许抹于小儿双手心或双脚心，可试用。

〔功效〕息风止痉，养心安神。

〔主治〕小儿夜啼。

 方 三

〔组成〕杏仁、黄芩、野菊花各 5 克。

〔用法〕水煎服。

〔功效〕镇痉安神。

〔主治〕肺热惊啼型夜哭。

 儿童多动综合证

儿童多动综合征，简称多动症，又称注意缺陷多动障碍，是儿童期常见的一类心理障碍疾病。症状表现为活动量多、注意力不集中、活动过度和冲动、参与事件能力差，常伴有学习困难、神经和精神发育异常、品行障碍和适应不良等。该症除影响儿童的家庭、学校和校外生活外，还容易使儿童出现持久的学习困难、行为问题和自尊心低等情况，导致儿童很难与人相处。

好发人群 ···

多动症好发于早产儿和儿童青少年，多与儿童期、青少年期疾病，包括癫痫、脑炎、脑膜炎、病毒感染、头部损伤有关。

治验偏方 ···

 方 一

〔组成〕生龙骨 30 克，熟地 20 克，炙龟板、丹参各 15 克，石菖蒲、栀子各 9 克，鹿角粉、益智仁各 6 克，砂仁 4.5 克，炙远志 3 克。

〔用法〕除鹿角粉外，余药水煎，每日 1 剂，分 3 次服。鹿角粉用药液冲服，每次2克，连服2个月。

〔功效〕补肾填精，宁心安神。

〔主治〕多动症。

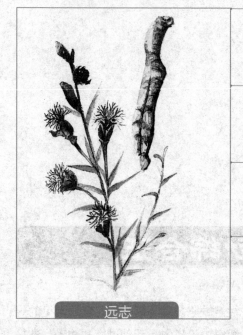

远志

入药部位

植物的干燥根。

性味归经

苦、辛，微温。归心、肺、肾经。

功效

安神益智，祛痰开窍，消痈肿。

主治

用于惊悸失眠、多梦健忘、神昏癫痫、咳嗽痰多、痈疽肿毒等。

 方 二

〔组成〕女贞子15克，枸杞子、生牡蛎（先煎）、夜交藤各12克，白芍、珍珠母（先煎）各10克。

〔用法〕每日1剂，水煎服，分3次服用。

〔功效〕滋补肝肾，平肝潜阳。

〔主治〕多动症。

 方 三

〔组成〕熟地、黄芪各15克，白芍12克，龙骨20克，五味子、远志、石菖蒲各6克。

〔用法〕每日1剂，水煎服，分2次服用。治疗时间最短者为1个月，最长者为6个月。

〔功效〕滋肾健脾，平肝潜阳，宁神益智，标本兼治。

〔**主治**〕小儿多动不安，性情执拗，冲动任性，做事有头无尾，语言冒失，注意力涣散，伴形体消瘦、面色少华、食欲不振、遗尿。

 ——方 四——

〔**组成**〕生牡蛎 20 克，白芍、太子参各 12 克，生地黄、麦冬、鳖甲、龟板各 10 克，石菖蒲、地龙各 9 克，阿胶（烊化）、炙甘草、郁金、远志、川芎各 6 克。

〔**用法**〕每日 1 剂，水煎，分 2~3 次服用，1 个月为 1 疗程。

〔**功效**〕滋阴潜阳，息风安神。

〔**主治**〕多动症。

 ——方 五——

〔**组成**〕熟地黄、龟板、黄柏、知母、山药、远志、石菖蒲、龙齿、山茱萸、茯苓各 10 克。

〔**用法**〕加水煎沸 15 分钟，滤出药液，再加水煎 20 分钟，去渣，两煎药液兑匀，分服，每日 1 剂。

〔**功效**〕清热解毒，滋阴降火，安神益智。

〔**主治**〕多动症。注意缺陷，运动及行为障碍，肝肾阴虚，神动智变，神思涣散，烦躁易怒，多语多动。

 # 小儿汗证

小儿汗证是指在安静状态下或无故而全身或局部出汗过多，甚至大汗淋漓、汗出异常的一种病证，一般有自汗与盗汗之分。汗出过多不仅患者自感黏腻不适，而且因汗湿衣服、被褥，易招致感冒，会耗气伤津，损失水分、盐、蛋白质、微量元素等物质。患者易出现乏力气短、口干失眠等症。

好发人群 ....

小儿汗证好发于 5 岁以下小儿，也可见于较大的儿童和身体虚弱者。

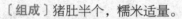 **治验偏方** ....

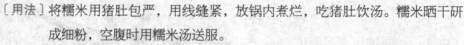

—— 方 — ——

〔组成〕猪肚半个，糯米适量。

〔用法〕将糯米用猪肚包严，用线缝紧，放锅内煮烂，吃猪肚饮汤。糯米晒干研成细粉，空腹时用糯米汤送服。

〔功效〕补虚，和胃，敛汗。

〔主治〕小儿盗汗，自汗。

—— 方 二 ——

〔组成〕浮小麦、黑豆各 20 克。

〔用法〕水煎，每日分 2 次服用。

〔功效〕除虚热，止盗汗。

〔主治〕小儿盗汗，自汗。

—— 方 三 ——

〔组成〕小麦 25 克，龙眼肉 10 克，红枣 5 枚。

〔用法〕水煮，每日分 2 次服用。

〔功效〕补虚，敛汗。

〔主治〕小儿盗汗，自汗。

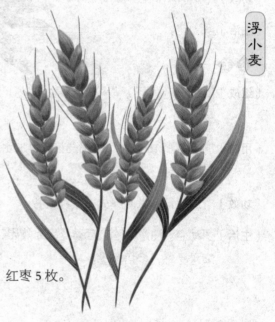

浮小麦

—— 方 四 ——

〔组成〕生黄芪 30 克，黑大豆 90 克，白术 10 克。

〔用法〕洗净加清水 500 毫升，煎至 250 毫升，加食盐少许，饮汁食黑豆。

〔功效〕固表止汗，补气和中。

〔主治〕入睡后盗汗。

中医治验偏方大全

〔组成〕小麦仁 60 克，糯米 30 克，大枣 15 枚，白糖少许。

〔用法〕3 味共煮成粥，吃时白糖调味，每日 2 次，可分次吃完。

〔功效〕强健脾胃，敛汗宁神。

〔主治〕病后脾虚，盗汗，自汗。

〔组成〕泥鳅 90~120 克。

〔用法〕用热水洗净泥鳅身上的黏液，开膛去内脏，用适量油煎至焦黄色，加水一碗半，煮至半碗，加盐调味。吃肉饮汤，每天 1 次，连服 3 天。

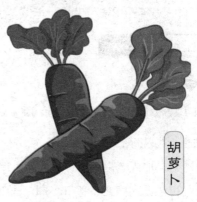

胡萝卜

〔功效〕补中益气。

〔主治〕小儿盗汗，劳倦乏力，小便不利。

〔组成〕猪肾（猪腰）1 对，胡萝卜 60 克。

〔用法〕猪肾去网膜，切成腰花，胡萝卜洗净，切片，按常法加调料炒熟吃。

〔功效〕滋阴，敛汗。

〔主治〕小儿盗汗，自汗，倦怠乏力，烦热口渴，睡眠不安。

百日咳

百日咳是由百日咳杆菌引起的一种急性呼吸道传染病，多发生于 5 岁以下儿童，病程分 3 期。卡他期主要以流涕、头痛、咽痛、发热、轻度咳嗽等感冒症状为主。1 周左右进入痉咳期，此期长短不一，数天到 2 个月不等，主要表现为阵发性、痉挛性咳嗽。阵咳后伴有高调的吼声，似鸡鸣，咳嗽时常面红耳赤、涕泪交流、口唇发绀、表情痛苦，每日发作数次至数十次不等，多于夜间发作。部分患儿可能会因气管水肿痉挛及黏痰阻塞而窒息死亡。痉咳期过后进入恢复期，2个月左右痊愈。接种百日咳疫苗后可以预防百日咳的发生。

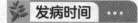 **发病时间** ····

百日咳一年四季皆可发生，但以冬、春季节最为多见。

 治验偏方 ····

──方一──

〔组成〕鲜葱（连头须）3根，猪小肠33厘米，老白酒少许。

〔用法〕小肠洗净，将葱纳入肠内，然后将肠切成五六段，勿切断，放锅内微火炒，加入老白酒少许，再添入适量米泔水将猪肠煮熟（两碗煎至一碗）。以热汤喂病儿，每日1剂，连服2~3次。

〔功效〕祛风热，止咳嗽。

〔主治〕百日咳。

──方二──

〔组成〕核桃仁（不去紫衣）、冰糖各30克，梨150克。

〔用法〕梨洗净，去核，同核桃仁、冰糖共捣烂，加水煮成浓汁。每服1汤匙，日服3次。

核桃仁

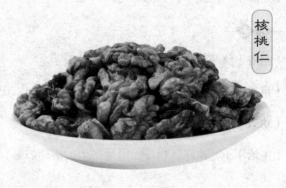

〔功效〕清热止嗽。

〔主治〕百日咳。

──方三──

〔组成〕竹茹10克，浙贝母9克，芦根、杏仁、黄芩、桔梗、瓜蒌皮、冬瓜子、百部各6克。

〔用法〕每日1剂，水煎，早晚分服。

〔功效〕清热生津，宣肺止咳。

〔**主治**〕百日咳。

〔**组成**〕大梨 1 个，麻黄 0.5 克。

〔**用法**〕将梨洗净，挖去核，纳入麻黄，上锅蒸
熟，去麻黄。食梨饮汁，分 2 次服完。

〔**功效**〕润肺止嗽。

〔**主治**〕小儿百日咳。

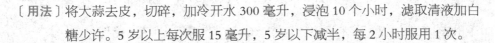

梨

〔**组成**〕大蒜 60 克，白糖适量。

〔**用法**〕将大蒜去皮，切碎，加冷开水 300 毫升，浸泡 10 个小时，滤取清液加白
糖少许。5 岁以上每次服 15 毫升，5 岁以下减半，每 2 小时服用 1 次。

〔**功效**〕止咳祛痰。

〔**主治**〕小儿百日咳。

〔**组成**〕冰糖 500 克，花生米 250 克。

〔**用法**〕先将冰糖放在铝锅中，加水少许，以小火煎熬至用铲挑起即成丝状而不
粘手时，停火。趁热加入炒熟的花生米，调匀。然后倒在涂有食油的大
搪瓷盘中，压平，待稍冷，用刀割成小块即可。可经常食用。

〔**功效**〕清肺润燥。

〔**主治**〕小儿百日咳。

〔**组成**〕天冬、麦冬各 60 克，瓜蒌仁、蒸百部各 30 克，橘红、天竺黄、竹茹各 15 克。

〔**用法**〕上药浓煎 3 次，去渣取汁，以百部 30 克、白糖（或冰糖）90 克收膏。每
服 1 匙，每日 3~4 次，开水冲服。

〔**功效**〕清热化痰，润肺止咳。

〔**主治**〕百日咳，尤其百日咳痉咳期。

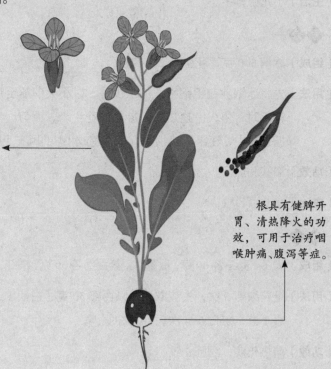

紫菀

〔组成〕紫菀、杏仁、百部、半夏各10克，代赭石30克，橘红、蜈蚣、甘草各3克。

〔用法〕每日1剂，水煎，分3~4次服用。

〔功效〕解痉，止咳，化痰。

〔主治〕百日咳痉咳期。

〔组成〕葶苈子、地龙、蝉衣、桑白皮各5~15克，百部、莱菔子各5~10克，僵蚕、枳实各3~9克，白芥子、青黛（包）各3~5克，天竺黄2~5克，甘草2克。

〔用法〕每日1剂，煎水浓缩至60毫升，分3次温服。4天1疗程。

〔功效〕清肺化痰，止痉平咳。

〔主治〕百日咳痉咳期。

莱菔

叶具有开胃、止泻、止痢的功效，可用于治疗肠炎、痢疾等症。

根具有健脾开胃、清热降火的功效，可用于治疗咽喉肿痛、腹泻等症。

中医治验偏方大全

〔组成〕青黛（包）、甘草、黄芩、地骨皮、瓜蒌、
　　　　百部各4克，僵蚕、全蝎、蝉衣、地龙、杏仁、
　　　　胆星、天竺黄各3克。

〔用法〕每日1剂，水煎，分3~4次服用。

〔功效〕清热化痰，解痉止咳。

〔主治〕百日咳痉咳期，痰热胶结型。

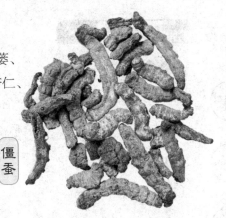

僵蚕

方十一

〔组成〕桑白皮、山栀、黄芩、鱼腥草、枇杷叶（布包煎）、百部、北沙参、天冬、
　　　　麦冬各10克，蜈蚣2条，生甘草6克。

〔用法〕上药加水500毫升，浓煎成200毫升药液。1岁以下每日喂50毫升，1~2
　　　　岁每日喂100毫升，3岁以上每日喂200毫升，上述剂量每日分3~4次服完。
　　　　连服3剂后，去蜈蚣，加僵蚕6克，再服3剂，用量、用法同上。另外，
　　　　每晚用大蒜瓣1~2枚捣烂敷于患儿双侧涌泉穴，用纱布带固定，晨起去之，
　　　　连用2~3晚。

〔功效〕清热化痰，解痉止咳。

〔主治〕小儿百日咳痉咳期。

佝偻病

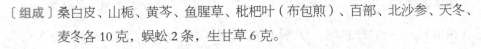

　　佝偻病是因一系列因素导致钙、磷代谢障碍所致的一种疾病，常见于小儿成
长过程中，其中以维生素D缺乏性佝偻病最为常见。该病症状多表现为烦躁、多汗、
夜晚睡不安稳、易醒、哭闹不止等，严重的患儿还会出现骨骼畸形和软化等症。

 好发人群

　　佝偻病好发于生产周期不足的早产儿，以及2岁以下的婴幼儿。

 治验偏方

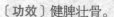 方一

〔组成〕海蛤壳、甘草各等量。

〔用法〕将上 2 味研粉，混合后备用。每次 3~5 克，每日 2~3 次，开水冲服。

〔功效〕健脾壮骨。

〔主治〕小儿佝偻病。

 方二

〔组成〕珍珠贝 30 克，太子参 9 克，苍术、熟地、五味子、女贞子各 6 克。

〔用法〕上 6 味共研细末，每次服 1 克，每日 3 次，连服 2 个月；或上药每日 1 剂，水煎，分 3 次服用。

〔功效〕补肾益脾。

〔主治〕小儿佝偻病。

方三

〔组成〕蚶壳（瓦楞子）、龙骨各 30 克，苍术 9 克，五味子 3 克。

〔用法〕先煅瓦楞子，然后与诸药共研为细末。每次 1.5 克，1 日 3 次，连服 1~2 个月。

〔功效〕健脾燥湿，补肾壮骨。

〔主治〕小儿佝偻病。

 方四

〔组成〕猪脊骨或腿骨、菠菜各适量。

〔用法〕将猪骨砸碎，加水熬成浓汤，加入洗净切成小段的菠菜稍煮即成。饮汤吃菜，最后将骨髓也吃下，每日 2 次，可连续饮服。

〔功效〕养血，利骨。

〔主治〕小儿软骨病。

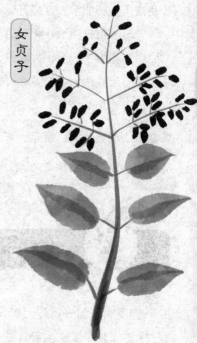

女贞子

中医治验偏方大全

〔**组成**〕乌贼骨 10 克，龟板 12 克，茜草根 6 克，红糖适量。

〔**用法**〕水煎汤加红糖，每日分 2~3 次服完。

〔**功效**〕滋阴养血。

〔**主治**〕小儿软骨病。

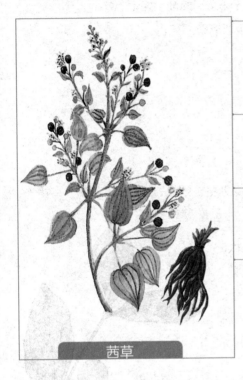

茜草

入药部位

植物的根和根茎。

性味归经

苦，寒。归肝经。

功效

凉血活血，祛瘀，通经。

主治

用于吐血、衄血、崩漏下血、外伤出血、经闭瘀阻、关节痹痛、跌仆肿痛等。

〔**组成**〕干黄精 100 克，蜂蜜 200 克。

〔**用法**〕干黄精洗净放在铝锅内，加水浸泡透发，再以小火煎煮至熟烂，液干，加入蜂蜜煮沸，调匀即成。待冷，装瓶备用。每次 1 汤匙。

〔**功效**〕补益精气，强筋壮骨。

〔**主治**〕小儿下肢萎软无力。

小儿麻痹症

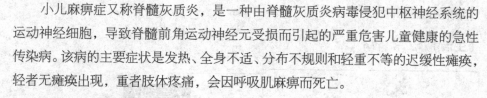

　　小儿麻痹症又称脊髓灰质炎，是一种由脊髓灰质炎病毒侵犯中枢神经系统的运动神经细胞，导致脊髓前角运动神经元受损而引起的严重危害儿童健康的急性传染病。该病的主要症状是发热、全身不适、分布不规则和轻重不等的迟缓性瘫痪，轻者无瘫痪出现，重者肢体疼痛，会因呼吸肌麻痹而死亡。

好发人群 ····

　　小儿麻痹症好发于 1~6 岁儿童。

治验偏方 ····

〔组成〕三七、五倍子、血竭、乳香、没药、水蛭、蜈蚣、地鳖虫、雄黄、马钱子、冰片、川芎各等份。

〔用法〕上药共研细末，用蜂蜜调匀成软膏状，备用。将药膏涂于纱布上，外面加上一层油纸（或塑料布），贴敷患处；或直接将药膏涂于患处，然后用绷带包扎好（但不可太紧）。一般可涂敷于整个上、下肢或上、下肢关节处。

〔功效〕通经活血。

〔主治〕小儿麻痹后遗症。

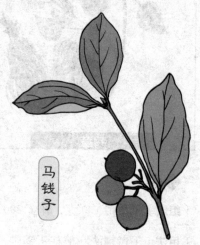

马钱子

〔组成〕生黄芪 30 克，党参 20 克，全当归、路路通、淫羊藿、巴戟肉、杜仲、川续断各 15 克，炙甘草 6 克。

〔用法〕将上药水煎 3 次后合并药液，分 2~3 次温服，每日 1 剂。20 天为 1 个疗程。

〔功效〕益卫固表，利水消肿，补中益气。

〔主治〕小儿麻痹后遗症。

中医治验偏方大全

〔组成〕桑枝、川芎、当归、桑寄生、土牛膝、独活、
　　　　秦艽各 10 克。

〔用法〕煎汤加黄酒，每日用纱布蘸药在瘫痪部
　　　　位搓 2 次。

〔功效〕祛湿行气，调经止痛。

〔主治〕小儿麻痹症。

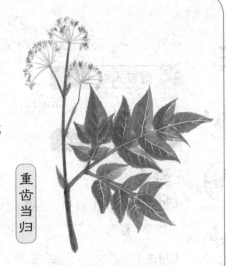

重齿当归

〔组成〕黄芪 20 克，木瓜、川断、当归、狗脊、五加皮各 10 克，制马钱子 8 克，
　　　　制川乌、制草乌、地龙、萆薢各 5 克。

〔用法〕上药共研极细末，过 120 目筛备用。视年龄及体质每次服 0.5~2 克，每天
　　　　2 次。可先从小剂量服起，渐加大剂量。10 天为 1 疗程，一般治疗 3~6
　　　　个疗程。

〔功效〕补气升阳，通络散结。

〔主治〕小儿麻痹症瘫痪。

〔组成〕金银花 15 克，板蓝根 9 克，连翘、黄柏各 6 克，贯众 3 克。

〔用法〕用水一碗半煎成半碗。分早晚 2 次服用，连服 1 星期。

〔功效〕清热解毒，凉血止血，利咽。

〔主治〕预防小儿麻痹症。

小儿流涎症

　　流涎是指唾液经常流出口外的一种现象，主要表现为涎液过多、经常流出、
渍于唇外。有些婴儿出生 3~4 个月时因为唾液分泌增加，还不会及时吞下，引起
流涎，属于正常的生理现象。出牙、口腔炎、舌炎等可以引起流涎。神经系统疾

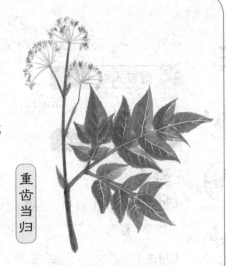

第三章　儿科治验偏方

病发生吞咽障碍及某些药物中毒，也可引起流涎，应查明原因进行治疗。

好发人群 ••••

小儿流涎症好发于婴幼儿。

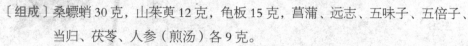
治验偏方 ••••

——方 一——

〔**组成**〕桑螵蛸 30 克，山茱萸 12 克，龟板 15 克，菖蒲、远志、五味子、五倍子、当归、茯苓、人参（煎汤）各 9 克。

〔**用法**〕上药共为细末，每服 6 克，人参汤送服（无人参可用党参 3 倍量）。亦可煎服。

〔**功效**〕健脾安神，收涩止涎。

〔**主治**〕小儿流涎症。

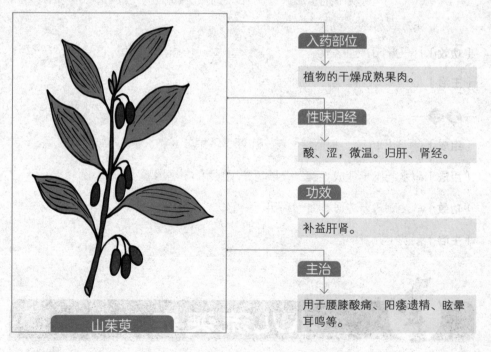

入药部位

植物的干燥成熟果肉。

性味归经

酸、涩，微温。归肝、肾经。

功效

补益肝肾。

主治

用于腰膝酸痛、阳痿遗精、眩晕耳鸣等。

山茱萸

——方 二——

〔**组成**〕白术、白茯苓各 10 克。

〔**用法**〕加水煎沸 15 分钟，滤出药液，再加水煎 20 分钟，去渣，两煎所得药液兑匀，分服，每日 1~2 剂。

〔功效〕益脾和胃，宁心安神。

〔主治〕小儿流涎症。

〔组成〕天南星 50 克，醋少许。

〔用法〕将天南星研末调醋。晚上敷足心，严重的可两足心同时敷，外面用布条
包扎，每次敷 12 小时，连敷 3 次，即效。

〔功效〕燥湿化痰，祛风止痉。

〔主治〕小儿流涎症。

〔组成〕白术、益智仁各 15 克，红枣 20 克。

〔用法〕将白术、益智仁、红枣用水煎服，每天服用 1 剂，可分为 3 次服用。

〔功效〕健脾，益气，固涩。

〔主治〕小儿流涎症。

果实具有温脾
止泻摄涎、暖肾缩
尿固精的功效，可
用于治疗脾胃虚
寒、呕吐、腹中冷
痛、肾虚遗尿等症。

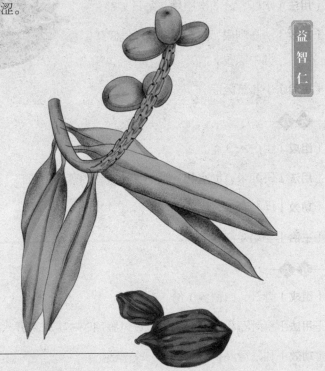

益智仁

方 五

〔**组成**〕泥鳅 1 条。

〔**用法**〕泥鳅去内脏，焙干研末。用黄酒送服，每日 2 次，共服 2 日。

〔**功效**〕补益脾肾，利水，解毒。

〔**主治**〕小儿流涎症。

方 六

〔**组成**〕益智仁、鸡内金各 10 克，白术 6 克。

〔**用法**〕每日 1 剂，水煎，分 3 次服用。

〔**功效**〕温补脾肾，固涩利湿。

〔**主治**〕小儿流涎症。

方 七

〔**组成**〕竹叶 7 克，陈皮 5 克，大枣 5 枚。

〔**用法**〕水煎，分 2 次服用，每日 1 剂。

〔**功效**〕清心利尿，清热除烦，理气健脾，
调中燥湿。

〔**主治**〕小儿流涎症。

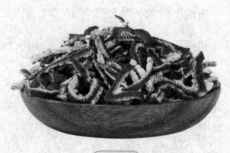

陈 皮

方 八

〔**组成**〕生白术 9 克。

〔**用法**〕研细末，加水和食糖适量，放锅内蒸汁，每日 1 剂，分次口服。

〔**功效**〕燥湿利水，运脾通便。

〔**主治**〕婴幼儿流涎症。

方 九

〔**组成**〕滑石、白糖各 1 份。

〔**用法**〕将滑石和白糖混合，每日可服用 3~5 克，用开水调服。

〔**功效**〕利尿通淋，清热解暑，收湿敛疮。

〔**主治**〕小儿流涎症。

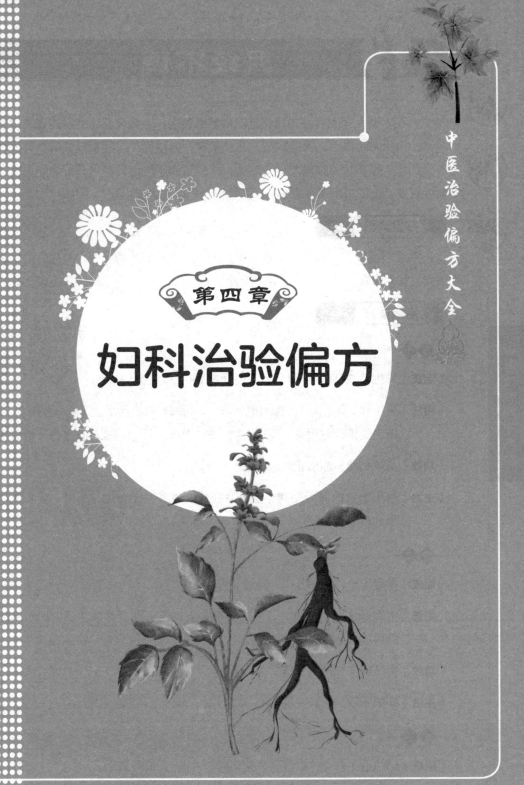

第四章

妇科治验偏方

月经不调

月经不调，又叫月经失调，是妇科常见疾病，主要表现为月经周期或出血量异常，包括月经提前、月经滞后、月经量多、月经量少、经期延长等，可能会伴有经期前、经期时的腹痛及全身症状。月经不调可能由神经内分泌功能失调、器质性病变、长期服用多种避孕药、长期情绪不佳等因素引起。

 好发人群 ••••

月经不调好发于青春期女性，压力大、作息不规律的女性，身体虚弱、贫血的女性，更年期女性，过于肥胖的女性。

治验偏方 ••••

—方 一—

〔组成〕鲜生地 50 克，鲜藕节、赤小豆各 100 克，红糖 30 克。

〔用法〕将生地、藕节洗净，加水煎取浓汁，兑入煮熟的赤小豆汤内，再煮一二沸，调入红糖即可服食。每日 1 剂，分 3 次服，于月经来潮前 5 日开始服用。

〔功效〕清热利湿，凉血止血。

〔主治〕血热所致的月经先期。症见月经色红量多，无血块，头晕，手心发热，面红口渴等。

—方 二—

〔组成〕香橼 1 个，金橘 5 个，冰糖少许。

〔用法〕将香橼洗净切成细片，并把金橘去皮切碎，两者都放在锅内加水熬汤，然后放入冰糖，每日 1 剂。

〔功效〕平肝解郁，理气化瘀。

〔主治〕肝郁所致的月经先期。

—方 三—

〔组成〕鲜芦根 100 克，鲜芦笋、瘦猪肉各 50 克，调料适量。

〔**用法**〕先将芦根洗净切段，加水煎汤去渣，加入芦笋（切成小段）、猪肉（切块），再煮至熟烂，调味服食。每日1剂。

〔**功效**〕清热凉血，除烦止渴。

〔**主治**〕血热所致的月经先期。

〔**组成**〕党参15克，白术、甘草、茯苓、酸枣仁、龙眼肉各10克，黄芪、仙鹤草各30克，熟地黄、血见愁各20克。

〔**用法**〕水煎服，每日1剂，分2次服用。病情好转后改隔日1剂。

〔**功效**〕补益心脾，益气止血。

〔**主治**〕妇女月经超前、量多或淋漓不尽者。

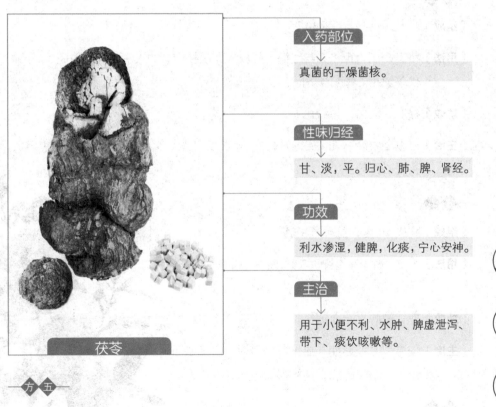

入药部位

真菌的干燥菌核。

性味归经

甘、淡，平。归心、肺、脾、肾经。

功效

利水渗湿，健脾，化痰，宁心安神。

主治

用于小便不利、水肿、脾虚泄泻、带下、痰饮咳嗽等。

茯苓

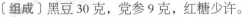

〔**组成**〕黑豆30克，党参9克，红糖少许。

〔**用法**〕把黑豆、党参洗干净，放入砂锅内，加水煮沸，除党参代之以红糖调匀即成，每日 1 剂，连服 5~7 日效果更佳。

〔功效〕益气健脾。

〔主治〕气虚所致的月经先期。

◆方 六◆

〔组成〕当归 20 克，黄芪 25 克，山药、鸡肉各 50 克，调料少许。

〔用法〕鸡肉切成细块，山药切为片，当归、黄芪包进药袋内，共置砂锅内，加水炖 1 小时，拣出药袋，调味食用，每日 1 剂。

〔功效〕补脾益气，摄血。

〔主治〕气虚所致的月经先期。

◆方 七◆

〔组成〕当归 10 克，红糖 30 克。

〔用法〕将当归制为粗末，与红糖一同放入保温杯中，冲入沸水，加盖焖 30 分钟，代茶饮用。每日 1 剂。

〔功效〕补血，活血，调经。

〔主治〕血虚型月经后期。症见月经后期，量少色淡，伴小腹隐隐作痛，面色萎黄，头晕心悸等。

◆方 八◆

〔组成〕陈皮 10 克，益母草 15 克。

〔用法〕将上 2 味共制粗末，放入杯中，用沸水冲泡，代茶饮用。每日 1 剂。

〔功效〕理气健脾，活血调经。

〔主治〕气滞型月经后期。症见月经后期，色紫红而量少，小腹胀痛，精神郁闷，胸痞不舒等。

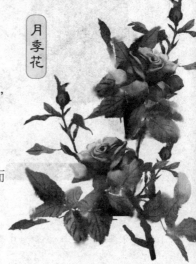

月季花

◆方 九◆

〔组成〕鲜月季花 15 克，生姜 3 片，红糖适量。

〔用法〕先将生姜片水煎 10~15 分钟，再入月季花煎 2~3 分钟，去渣，调入红糖即成。每日 1 剂，于月经来潮前连服 7 日。

〔功效〕活血补血，破瘀散寒，调经。

〔主治〕血瘀型月经后期。症见小腹胀痛拒按，经色暗而有块，块下则痛胀减轻，
精神抑郁等。

〔组成〕生山楂肉 50 克，红糖 40 克。

〔用法〕山楂水煎去滓，冲入红糖，热饮。非妊娠者多服几次，经血亦可自下。

〔功效〕活血调经。

〔主治〕月经错后。

〔组成〕艾叶 9 克，醋香附 15 克，淡干姜 6 克。

〔用法〕将艾叶、醋香附、淡干姜研成粗末，
沸水冲泡，定期饮用，每日 1 剂。

〔功效〕温经散寒，行气调经。

〔主治〕虚寒型月经后期。

〔组成〕当归 20 克，黑豆 30 克，生姜 5 克，
牛肉 100 克，调料少许。

〔用法〕牛肉切成细块，与当归、黑豆、生
姜放在砂锅内加水煎 70 分钟，去除当归加调味即可服食，每日 1 剂。连
服多日效果更佳。

〔功效〕温中散寒，补血调经。

〔主治〕虚寒型月经后期。

〔组成〕鲜橘叶 20 克，苏梗 10 克，红糖 15 克。

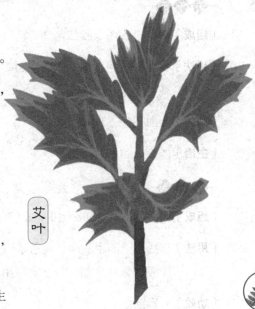

艾叶

〔用法〕将鲜橘叶、苏梗、红糖放在一起沸水冲泡饮用，每日1剂。

〔功效〕舒肝解郁，理气止痛。

〔主治〕气滞型月经后期。

〔组成〕丹参150克。

〔用法〕把丹参制成细末，以黄酒送服。每次服10克，每日2次。

〔功效〕活血祛瘀，调经止痛。

〔主治〕血瘀型月经后期。

〔组成〕山楂、佛手、砂仁各30克，白酒500毫升。

〔用法〕将前3味浸入白酒内，密封贮存，7日后即成。每服15~30毫升，每日早晚各1次。

〔功效〕活血化瘀，理气止痛。

〔主治〕血瘀所致的月经量少。

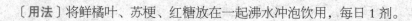

黑豆

〔组成〕黑豆100克，苏木10克，红糖适量。

〔用法〕将黑豆、苏木洗净，共置砂锅内，加水煮至黑豆熟烂，去苏木，调入红糖即成。每日1剂，分2次服用。

〔功效〕补肾活血。

〔主治〕肾虚所致的月经量少。症见经色鲜红或淡红，腰膝酸软，足跟痛等。

〔组成〕人参6克，枸杞子、熟地黄各20克，大米100克。

〔用法〕将人参、枸杞子、熟地黄3味煎1小时，滤过残渣取药液兑入大米粥内，加热煮沸即可，每日1剂，分2次服用。

〔功效〕补益气血。

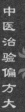

中医治验偏方大全

〔**主治**〕气血亏虚所致的月经量少。

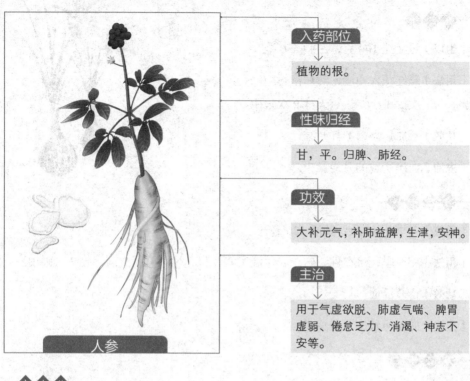

入药部位

植物的根。

性味归经

甘，平。归脾、肺经。

功效

大补元气，补肺益脾，生津，安神。

主治

用于气虚欲脱、肺虚气喘、脾胃虚弱、倦怠乏力、消渴、神志不安等。

人参

方十八

〔**组成**〕老鸽 1 只，赤小豆 200 克，黄精 50 克，陈皮 1 片，调料适量。

〔**用法**〕将老鸽宰杀，去毛及内脏，洗净切块，赤小豆、黄精洗净，共置砂锅内，加入陈皮及清水适量，大火烧沸，改用文火炖 1 小时，调味服食。每日 1 剂。

〔**功效**〕补气健脾，养血调经。

〔**主治**〕气血虚弱所致的月经量少。症见面色苍白，口唇淡白，眩晕心悸，经色淡红而量少，渐至闭经，体倦气短，食欲不振等。

方十九

〔**组成**〕瘦猪肉 250 克，当归 12 克，黄芪 30 克，调料少许。

〔**用法**〕把猪肉洗净切成块，当归、黄芪用纱布包起来置入砂锅内煮约 1 个小时，然后拿出纱布药袋，在汤汁中加调味服食，每日 1 剂。

〔**功效**〕补气健脾，养血调经。

第四章 妇科治验偏方

〔主治〕气血亏虚所致的月经量少。

番红花

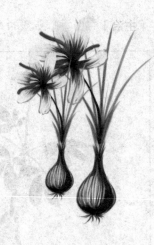

方二十

〔组成〕藏红花 100 克，白酒 250 毫升。

〔用法〕藏红花入白酒，然后密封 10 日，药成。每
次饮 1 小杯，每天分 2 次服用。

〔功效〕活血化瘀，散郁开结。

〔主治〕血瘀所致的月经量少。

方二十一

〔组成〕月季花 12 朵，黄酒 120 毫升。

〔用法〕将月季花烧存性，研末，用温黄酒冲服。每次可用 1 剂，分 2 次服用。

〔功效〕行气活血。

〔主治〕血瘀所致的月经量少。

方二十二

〔组成〕黑木耳、红糖各适量。

〔用法〕将黑木耳焙燥研末，以红糖水送服，每次 3~6 克，每日 2 次。

〔功效〕活血散瘀，凉血止血。

〔主治〕月经量多，淋漓不止，赤白带下。

方二十三

〔组成〕鲤鱼 500 克，黄酒 250 毫升。

〔用法〕将鲤鱼开膛去杂物，洗净，用刀将鱼肉切片，放入锅内，倒入黄酒煮食。
鱼骨焙干研成细末，早晨用黄酒冲服。

〔功效〕温中理气。

〔主治〕经血过多且 10 天以上不净。

方二十四

〔组成〕艾叶 25 克，老母鸡 1 只，白酒 125 毫升。

〔用法〕先将鸡开膛去肠及杂物，切块，锅内加水1大碗，下鸡、艾叶和酒共炖，烧开后改用文火煨熟。食肉饮汤，日用2次。

〔功效〕补中益气，温经散寒，止痛止血。

〔主治〕月经来时点滴不断，日久身体虚弱。

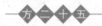

〔组成〕棉花籽适量。

〔用法〕将棉花籽去壳，炒焦，研为细末，每服6克，空腹以赤砂糖汤送下，每日2次。

〔功效〕补虚，止血。

〔主治〕月经量多，赤白带下，血崩不止等。

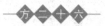

〔组成〕鲜蛎黄（牡蛎肉）250克，鸡汤、瘦猪肉汤各适量，食盐、味精各少许。

〔用法〕鲜蛎黄放入锅内，加鸡汤、肉汤适量，煮沸，调以盐及味精即成。吃肉饮汤。

〔功效〕滋阴养血。

〔主治〕经血过多，崩漏等。

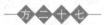

〔组成〕槐花、生地、地骨皮各30克，粳米60克。

〔用法〕将前3味加水煎汤去渣，再加入洗净的粳米煮粥服食。每日1剂，连服3~5日。

〔功效〕养阴清热，凉血止血。

〔主治〕血瘀所致的月经量多。症见经色深红或紫红，黏稠有块，腰腹胀痛，心烦口渴，尿黄等。

白扁豆

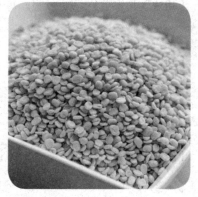

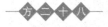

〔组成〕白扁豆60克，大枣9~12枚，红糖适量。

〔**用法**〕按常法煮汤服食。每日 1 剂，连服 7~10 日。

〔**功效**〕健脾利湿，益气养血。

〔**主治**〕气虚所致的月经量多。症见经血量多，色淡质稀，面色萎黄，头晕乏力，神疲气短等。

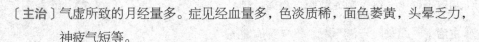

痛　经

　　痛经是指行经前后或月经期间出现的下腹部疼痛、坠胀的症状，常伴有腰部酸痛的症状，有时也会有其他不适，如恶心、呕吐、出冷汗等。症状严重者会影响工作和生活。

 好发人群

　　痛经一般可分为两种情况：一种是原发性痛经，指生殖器官无器质性病变的痛经。这种痛经的好发人群多是未婚或未孕的年轻妇女，当她们在生育后，痛经的症状往往会有不同程度的缓解或消失。另一种是继发性痛经，指生殖器官因器质性病变而引起的月经疼痛，如子宫内膜异位症、子宫腺肌病等。继发性痛经的易发人群是生育后的妇女及中年妇女。

 治验偏方

── 方 一 ──

〔**组成**〕艾叶 9 克，生姜 2 片，红糖 100 克。

〔**用法**〕共水煎。早晚分服。每于月经前 3~4 日开始服，来经停服。连用 3~4 个月经周期。

〔**功效**〕补中益气，温经散寒。

〔**主治**〕经前腹痛。

── 方 二 ──

〔**组成**〕丹参 100 克，烧酒 500 毫升。

〔**用法**〕将丹参浸泡于酒内，20天后即可服用。在月经来潮前适量饮服。

〔**功效**〕活血祛瘀。

〔**主治**〕行经腹痛。

〔**组成**〕肉桂3克，三棱、莪术、红花、当归、丹参、五灵脂、延胡索各10克，木香6克。

〔**用法**〕上药制成冲剂，每剂分2小袋装，于经前2天开始服用。每日2次，1次10克冲服，持续至月经来3天后停药。连服3个月经周期。

〔**功效**〕温经化瘀，理气止痛。

〔**主治**〕原发性痛经。

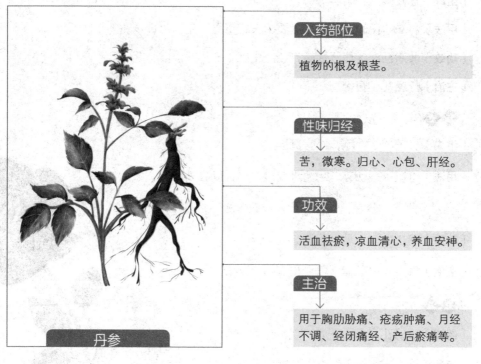

入药部位

植物的根及根茎。

性味归经

苦，微寒。归心、心包、肝经。

功效

活血祛瘀，凉血清心，养血安神。

主治

用于胸肋胁痛、疮疡肿痛、月经不调、经闭痛经、产后瘀痛等。

丹参

〔**组成**〕山楂100克，葵花籽（去皮）20克，红糖30克。

〔**用法**〕山楂与葵花籽同炒熟，捣烂，加水煎成浓汁，饮时加红糖。在月经来前连服 2~3 次。

〔功效〕活血止痛。

〔主治〕痛经。

〔组成〕小茴香、当归各 20 克，枳壳 25 克，小茴香末 10 克。

〔用法〕将小茴香炒焦研细，同当归、枳壳水煎，去渣。分 2 次服，服时另冲入
小茴香末。每次月经来潮前连服 4~5 剂。

〔功效〕调经养血，温经定痛。

〔主治〕痛经。

〔组成〕荔枝核、香附各等份。

〔用法〕将 2 味捣碎，研末。黄酒调服，每次 6 克，每日早晚各 1 次。

〔功效〕散寒祛湿，理气散结，调经止痛。

〔主治〕行经前小腹疼痛。

〔组成〕橙子肉 250 克，蜂蜜适量。

〔用法〕将橙子肉切碎，用清水浸泡片刻，以去其酸味，然后加水

煎沸 3 分钟，候温，调入蜂蜜即成。每日 1 剂。

〔功效〕清热生津，理气化痰。

〔主治〕气滞血瘀、偏于气滞型痛经。

方八

〔组成〕玫瑰花、月季花各 9 克，红茶 3 克。

〔用法〕将上 3 味放入杯中，用沸水冲泡，代茶饮用。

每日 1 剂，于月经来潮前连服 3~5 日。

〔功效〕理气活血，调经止痛。

〔主治〕气滞血瘀、偏于气滞型痛经。

玫瑰花

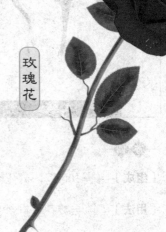

闭 经

闭经指的是 16 周岁后无月经来潮，或月经周期已经建立后又停止来潮，后者一般要连续 6 个月无月经来潮才算闭经。闭经是多种疾病导致的女性体内病理生理变化的外在表现，是一种临床症状而并非疾病。

 相关疾病

可引发闭经的相关疾病有垂体瘤、卵巢早衰、多囊卵巢综合征、子宫内膜损伤、阴道闭锁、甲状腺功能减退等。

 治验偏方

方一

〔组成〕木槿花 30 克，鸡蛋 2 枚。

〔用法〕以花煮汤，汤沸打入鸡蛋。吃蛋饮汤。

〔功效〕活血润燥。

〔主治〕血瘀经闭，大便秘结。

方二

〔组成〕乌鸡肉 150 克，丝瓜 100 克，鸡内金 15 克。

〔用法〕共煮至烂，服时加盐少许。

〔功效〕健脾消食，养阴补血。

〔主治〕因体弱血虚引起的经闭、月经量少。

方三

〔组成〕桑葚 25 克，红花 5 克，鸡血藤 20 克，黄酒适量。

〔用法〕加黄酒水煎，每日 2 次温服。

〔功效〕补血行血，通滞化瘀。

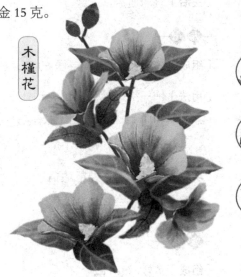

木槿花

〔主治〕闭经。

〔组成〕瘦猪肉 250 克，当归、黄花菜根各 15 克，盐少许。

〔用法〕先煮肉至半熟，下其他各味共煮。吃肉饮汤。

〔功效〕补血活血，调经止痛。

〔主治〕血虚经闭，身体虚弱。

〔组成〕枸杞子 30 克，女贞子 24 克，红花 10 克。

〔用法〕将以上 3 味药放入茶壶中或其他容器内，沸水冲泡，每日 1 剂。

〔功效〕补肾益肝，活血通经。

〔主治〕肝肾阴亏型闭经。

〔组成〕生山楂肉 30 克，红糖少许。

〔用法〕水煎服，每日 1 剂，连服 6~7 剂。

〔功效〕破气行瘀，消积化滞。

〔主治〕气滞血瘀型闭经。

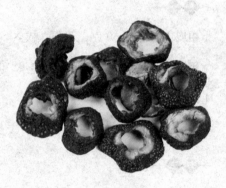

山楂

〔组成〕核桃仁 50 克，栗子 60 克，白糖少许。

〔用法〕把栗子炒熟后去掉壳和外皮，并与核桃仁混
同研末，最后把白糖掺进粉末中即成。要用
开水冲服，每日 1 剂。

〔功效〕滋补肝肾，益气填精。

〔主治〕肝肾阴亏型闭经。

〔组成〕苏铁叶少许。

中医治验偏方大全

〔用法〕将苏铁叶晒干，烧存性，制成细末，每服 6 克，红酒送服，每日分 2 次服用。

〔功效〕活血理气。

〔主治〕气滞血瘀型闭经。

方九

〔组成〕桃仁 10 克，墨斗鱼 200 克，油、盐各适量。

〔用法〕墨斗鱼洗净切片，加水与桃仁共煮，以油、盐调味。食鱼饮汤。

〔功效〕滋阴养血，活血祛瘀。

〔主治〕血滞经闭。

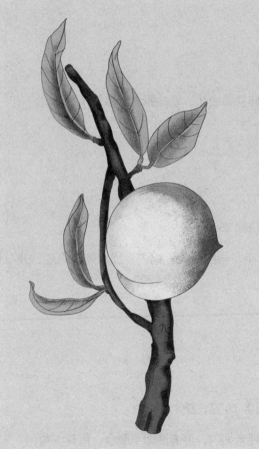

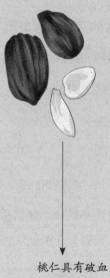

桃

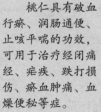

桃仁具有破血行瘀、润肠通便、止咳平喘的功效，可用于治疗经闭痛经、疟疾、跌打损伤、瘀血肿痛、血燥便秘等症。

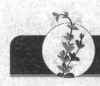

倒　经

倒经的学名是代偿性月经，是指与月经周期相似的周期性非子宫出血。代偿性月经多发生于鼻黏膜，也就是出现流鼻血的症状，除此之外，还可发生在眼睑、外耳道、皮肤、胃肠道、乳腺和膀胱等处。其原因是激素水平的变化使黏膜血管扩张、脆性增加，故而破裂出血。

 好发人群 ····

倒经好发于青春期女性。

 治验偏方 ····

―― 方一 ――

〔组成〕鲜生地 60 克，鲜藕 2 节。

〔用法〕将鲜生地和鲜藕洗净，切碎并捣成汁，取汁服食。每日 1 剂。

〔功效〕养阴清热，凉血止血。

〔主治〕妇女倒经。

―― 方二 ――

〔组成〕猪蹄 1 只，黑枣 500 克，白糖 250 克。

〔用法〕将猪蹄洗净切块，黑枣洗净，与白糖共置锅内，加水炖至熟烂，分数日服完。连服 2~3 剂。

〔功效〕滋阴益气，养血。

〔主治〕妇女倒经。

―― 方三 ――

〔组成〕川楝子 15 克，生地、丹皮各 20 克，粳米 100 克。

〔用法〕将前 3 味水煎取汁，兑入粳米粥内，再煮沸即可服食。每日 1 剂。

中医治验偏方大全

〔功效〕平肝清热，凉血散瘀。

〔主治〕肝经郁热所致的妇女倒经。症见两胁胀痛，口苦咽干，头晕耳鸣，尿黄便结等。

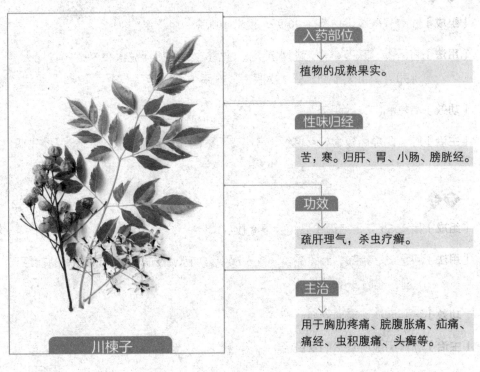

川楝子

入药部位

植物的成熟果实。

性味归经

苦，寒。归肝、胃、小肠、膀胱经。

功效

疏肝理气，杀虫疗癣。

主治

用于胸胁疼痛、脘腹胀痛、疝痛、痛经、虫积腹痛、头癣等。

 方 四

〔组成〕红高粱花、红糖各适量。

〔用法〕将高粱花用清水洗净，放入锅中，加水煎汤，取汁，加入适量红糖即可服食。每天1剂，分2次服用。

〔功效〕泻热凉血。

〔主治〕妇女倒经。

 方 五

〔组成〕百合9克，玉竹10克，白及粉3克，鸡蛋1枚。

〔用法〕将鸡蛋打入碗中，加入白及粉搅匀，将百合、玉竹洗净煎液，取汁冲服。每天早晚各服1剂。

〔功效〕养阴润肺，凉血止血。

〔主治〕肺肾阴虚所致之妇女倒经。

〔组成〕沙参、茯苓、白芍各20克，粳米100克。

〔用法〕将沙参、茯苓、白芍加水煎汤，去渣，然后将汁兑入粳米粥内，加火煮沸即可。每天1剂，分2次服食，连服10天即可。

〔功效〕清热润肺，敛阴养血。

〔主治〕肺肾阴虚所致之妇女倒经，常伴有两颧潮红、潮热咳嗽、咽干、月经先期、量少等。

〔组成〕猪皮55克，猪蹄1只，大枣8枚。

〔用法〕将猪皮、猪蹄、大枣洗净，放入锅中，加水煮汤即可。于月经来潮前每天1剂，连服5~10剂。

〔功效〕滋阴润燥，凉血养血。

〔主治〕肺肾阴虚所致之妇女倒经。

〔组成〕鲜藕50克，鲜侧柏叶60克，陈酒适量。

〔用法〕将鲜藕和鲜侧柏叶洗净，捣碎取汁，用陈酒调服。每天1剂，分2次服用。

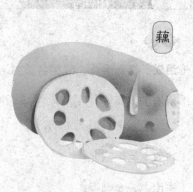

藕

〔功效〕清热凉血，止血。

〔主治〕妇女倒经。

〔组成〕马兰头（又名田边菊、鸡儿肠）30~60克，黄酒适量。

〔用法〕把马兰头用清水洗净，放入锅中，加水煎汤取汁，兑入适量黄酒饮服。每天1~2剂。

中医治验偏方大全

〔**功效**〕清热解毒，凉血止血。

〔**主治**〕妇女倒经。

〔**组成**〕百合、生地、粳米各 30 克。

〔**用法**〕将生地加水煎汤，取汁液，将百合、粳米洗净，加入汁液中煮粥服食。

〔**功效**〕养阴清热，润肺止咳。

〔**主治**〕肺肾阴虚所致之妇女倒经。

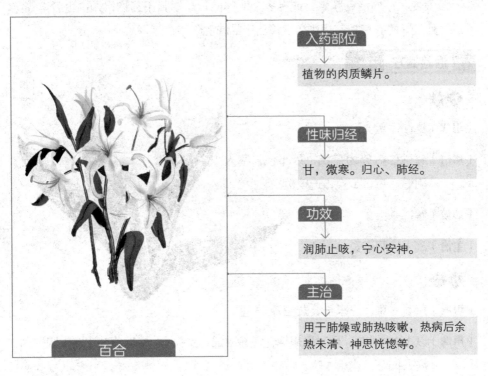

百合

入药部位

植物的肉质鳞片。

性味归经

甘，微寒。归心、肺经。

功效

润肺止咳，宁心安神。

主治

用于肺燥或肺热咳嗽，热病后余热未清、神思恍惚等。

第四章 妇科治验偏方

〔**组成**〕麦冬 30 克，粳米 50 克。

〔**用法**〕将麦冬和粳米洗净，加水煮成粥，服食。每天 2 剂。

〔**功效**〕养阴清热，润肺生津。

〔**主治**〕肺肾阴虚所致之妇女倒经。

阴道炎

阴道炎是一种妇科常见疾病，容易反复发作。其临床表现为阴道分泌物异常、阴道瘙痒或有灼热感，有时伴有小便疼痛等。阴道炎可由各种病原体感染引起，同时与外部刺激、激素水平等也有关系。

诱发因素 ····

激素变化；性活动频繁，或有多个性伴侣；长期服用药物，如抗生素等；穿不透气且过紧的衣裤；使用刺激性清洁产品冲洗阴道；等等。

治验偏方 ····

芦荟

〔组成〕桃仁适量。

〔用法〕将桃仁捣碎为膏状，纱布包，塞入阴道。每日1换，连续数次。

〔功效〕解毒杀虫。

〔主治〕滴虫性阴道炎。

〔组成〕芦荟6克，蛇床子、黄柏各15克。

〔用法〕以上3味水煎。用时先用棉花洗净阴部，后用线扎棉球蘸药水塞入阴道内，病人仰卧，连用3晚，每晚1次。

〔功效〕消炎，杀菌，杀虫。

〔主治〕滴虫性阴道炎。

〔组成〕白花蛇舌草60克，紫花地丁30克，苦参、黄柏、蛇床子、白鲜皮、明矾各15克，花椒9克，冰片（烊化）3克。

〔用法〕上药水煎，过滤去渣取液，倒入盆内，纳入冰片溶化，先熏阴部，待水

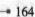

温适宜后坐浴。每次 30 分钟，留药再用，每日 2 次。每剂药用 2 日，5
剂药为 1 疗程。若阴部有破损，可去花椒。

〔功效〕清热解毒，祛湿止痒。

〔主治〕阴道炎。

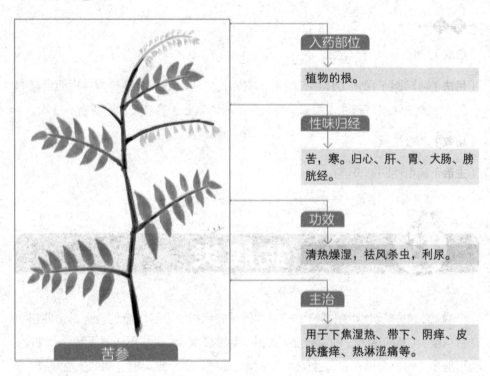

入药部位

植物的根。

性味归经

苦，寒。归心、肝、胃、大肠、膀胱经。

功效

清热燥湿，祛风杀虫，利尿。

主治

用于下焦湿热、带下、阴痒、皮肤瘙痒、热淋涩痛等。

苦参

〔组成〕白萝卜汁、醋各适量。

〔用法〕先将阴道清洗干净，然后用醋冲洗阴道，再用白萝卜汁擦洗并填塞阴道。
一般 10 次为 1 个疗程。

〔功效〕清热解毒，杀虫。

〔主治〕滴虫性阴道炎。

〔组成〕苦参、生百部、蛇床子、地肤子、白鲜皮、紫槿皮各 30 克，龙胆草、川
黄柏、川花椒、苍术、枯矾各 10 克。

〔用法〕加水 2000~2500 毫升，煎煮 10~15 分钟，先熏后洗，每日 1 剂，早晚各

1 次。10 天为 1 疗程。也可用核桃大小消毒棉球缚以长线，饱吸药液，于睡前坐浴后塞入阴道，并于次晨取出。

〔功效〕燥湿止痒，清热解毒。

〔主治〕老年性阴道炎。

〔组成〕鸦胆子 20 个（去皮）。

〔用法〕将鸦胆子用水 1 杯半，煎至半茶杯，将药汁倒入消毒碗内。用消过毒的大注射器将药注入阴道，每次注 20~40 毫升。轻者 1 次，重者 2~3 次。

〔功效〕杀虫祛湿。

〔主治〕滴虫性阴道炎。

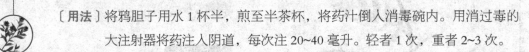

盆腔炎

盆腔炎是指女性生殖器官、子宫周围结缔组织及盆腔腹膜的炎症，主要包括子宫内膜炎、输卵管炎、输卵管卵巢脓肿、盆腔腹膜炎。炎症可局限于某一个部位，也可能多个部位都被牵连。盆腔炎若不及时治疗，会严重影响女性的生殖健康。

好发人群 ....

盆腔炎好发于 15~25 岁的年轻女性。

粳米

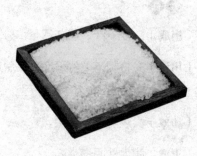

治验偏方 ....

〔组成〕泽泻 10 克，粳米 60 克。

〔用法〕将泽泻研为细末，调入煮熟的粳米粥内，再煮数沸即成。每日 1 剂，分 2 次服用。

〔功效〕健脾渗湿，利水止带。

〔主治〕脾虚型盆腔炎。症见带下色白或淡黄，质黏稠，无味，绵绵不断，面色萎黄或白，精神疲倦，纳少便溏，足肿等。

 方 二

〔组成〕白果 2 枚，鸡蛋 1 枚，精盐少许。

〔用法〕将白果去壳，研为细末，放入碗内，打入鸡蛋，加入精盐及清水适量，上笼蒸熟食用。每日 2 剂。

〔功效〕补脾益气，固涩止带。

〔主治〕脾虚型盆腔炎。

 方 三

〔组成〕山药、莲子、薏苡仁各 30 克。

〔用法〕按常法煮粥服食。每日 1 剂。

〔功效〕补脾益肾，除湿止带。

〔主治〕脾虚型盆腔炎。

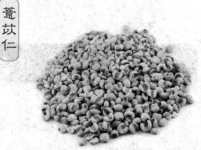
薏苡仁

 方 四

〔组成〕淡菜 60 克，韭菜 120 克，调料适量。

〔用法〕按常法煮汤食用。每日 1 剂。

〔功效〕温阳补肾，益精止带。

〔主治〕肾阳虚型盆腔炎。症见白带清冷，量多，质稀薄，终日淋沥不断，腰酸如折，小腹冷感，小便频数清长，大便溏薄等。

 方 五

〔组成〕皂角刺、生黄芪各 20 克，生蒲黄（包）12 克，制大黄（后下）6 克。

〔用法〕水煎服，每日 1 剂。

〔功效〕益气生肌，活血化瘀。

〔主治〕盆腔炎及盆腔炎性肿块。

 方 六

〔组成〕西瓜、冬瓜各 1000 克。

〔用法〕将西瓜和冬瓜洗净切碎，捣烂，取汁混匀后饮服。每天 1 剂。

〔功效〕清热解毒，利尿消肿。

〔主治〕湿热型盆腔炎。

—— 方 七 ——

〔组成〕鲜马齿苋 120 克，鸡蛋清适量。

〔用法〕将马齿苋洗净捣烂取汁，在汁液中加入鸡蛋清调匀，蒸熟后 1 次服下。
每天 1~2 剂。

〔功效〕清热解毒，利湿止带。

〔主治〕湿热型盆腔炎。

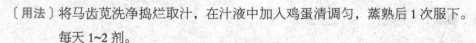

不孕症

从医学角度来说，不孕症指的是一年以上未采取任何避孕措施，性生活正常，
却没有成功妊娠。不孕症有原发性不孕和继发性不孕两种：原发性不孕即结婚后
一直未能受孕；继发性不孕即曾有过生育或流产，之后出现不孕的症状。不孕症
是一种较为常见的疾病，为很多育龄夫妇带来了极大困扰。

发病原因

女性不孕症的原因主要有排卵障碍性不孕，
输卵管因素导致的不孕，免疫性不孕，不明原
因的不孕等。

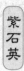
紫石英

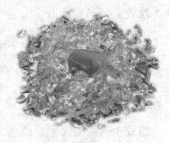

治验偏方

—— 方 一 ——

〔组成〕紫石英 40 克，淫羊藿、菟丝子、枸杞子各 20 克，人参、露蜂房、益母草、
王不留行、红花、香附、柴胡、枳壳各 10 克，川椒 2 克。

〔用法〕于月经第 5 天开始，每日 1 剂，水煎服，连服 5~12 剂。闭经者采用服
2 剂、停 3 天，再服 3 剂、再停 3 天的服药方法。

〔功效〕补肾暖宫，行气活血。

〔主治〕无排卵性不孕症。

〔组成〕鹿鞭（雄鹿的外生殖器）100 克，生姜 3 片，枸杞、北黄芪各 15 克，当归、阿胶各 25 克，嫩母鸡 1 只（不超过 800 克）。

〔用法〕将嫩母鸡开膛，去肠及内脏，洗净，连同上述前 5 味放在砂锅中，加水适量煮沸后，改用小火炖至鸡烂，再将阿胶下入，待阿胶溶化后调味。食用，连续多次，显效。

〔功效〕补血，壮阳，益气，暖宫。

〔主治〕妇女血虚体弱，子宫寒冷，久不受孕。

〔组成〕艾叶、吴茱萸、白芍、川芎、续断、淫羊藿、蒲黄、菟丝子、益母草各 10 克，香附、当归、五灵脂各 15 克，肉桂 5 克。

〔用法〕水煎服，每日 1 剂，分 3 次服用。服药期间夫妻分房 3 个月。

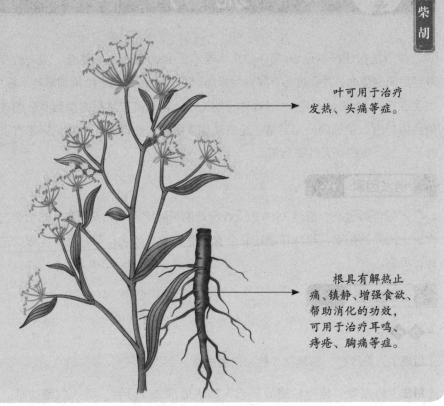

叶可用于治疗发热、头痛等症。

根具有解热止痛、镇静、增强食欲、帮助消化的功效，可用于治疗耳鸣、痔疮、胸痛等症。

〔功效〕行气活血，补肾温宫。

〔主治〕原发性不孕。

—— 方 四 ——

〔组成〕鲜姜、红糖各500克。

〔用法〕将鲜姜洗净切片，捣烂如泥，调入红糖，放锅内蒸1小时，取出放充足阳光下晒3天，然后再蒸再晒。按此法共蒸9次晒9次，在三伏天制最佳，每伏各蒸晒3次。应在月经来潮的头一天开始服，每次1汤匙，每日3次，连服1个月，不得间断。服药期间禁忌房事。

〔功效〕散寒祛风，暖宫活血。

〔主治〕子宫冷而不孕。

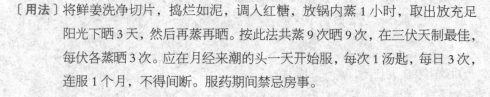

流 产

流产是指妊娠不足28周、胎儿体重不足1000克而妊娠终止。流产的症状是停经后阴道流血，并且腹部有阵发性疼痛。流产发生于妊娠12周前者称早期流产，发生在妊娠12周至不足28周者称晚期流产。早期流产常见的原因有胚胎或胎儿染色体异常、孕妇内分泌异常、免疫功能紊乱等；晚期流产的常见因素有宫颈功能不全、严重的先天性畸形等。

诱发因素 ••••

产妇年龄过高，超过35岁的女性流产的风险比年轻妇女要高；连续两次或两次以上流产的妇女，再次怀孕还是会有较高的流产风险；孕妇过于瘦弱或过于肥胖；等等。

治验偏方 ••••

—— 方 一 ——

〔组成〕人参3根，核桃仁3枚，白糖适量。

〔用法〕将人参、核桃仁捣碎研末，加水煎沸2~3分钟，调入白糖饮服。每日

1 剂。

〔**功效**〕益气养血，补肾安胎。

〔**主治**〕气血虚弱型先兆流产。症见孕后阴道出血量少，色淡质稀，小腹坠胀，头晕乏力，心慌气短等。

〔**组成**〕龙眼肉、莲子肉各 30~50 克。

〔**用法**〕水煎服。每日 1 剂。

〔**功效**〕益气养血，固肾安胎。

〔**主治**〕气血虚弱型先兆流产。

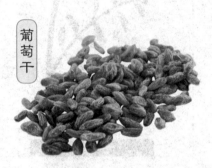
葡萄干

〔**组成**〕莲子 50 克，芡实 30 克，葡萄干 20 克。

〔**用法**〕按常法煮汤服食。每日 1 剂。

〔**功效**〕健脾固肾，养血安胎。

〔**主治**〕肾虚型先兆流产。症见孕后少量阴道出血，色淡，小腹隐痛，腰酸耳鸣，尿频等。

〔**组成**〕大枣 8~10 枚，红薯 30~40 克，饴糖 1 匙。

〔**用法**〕将大枣、红薯放入锅中煮沸，待凉，加饴糖即食，每日 1 剂。

〔**功效**〕补中益气，养血安胎。

〔**主治**〕气血虚弱型先兆流产。

〔**组成**〕菟丝子、桑寄生、杜仲、熟地、白芍、党参、山药各 15 克，当归身、山萸肉、阿胶（烊化冲服）各 10 克，旱莲草、苎麻根各 30 克，生甘草 6 克。

〔**用法**〕每日 1 剂，水煎，分 2 次服用。

〔**功效**〕补肾益气，固摄安胎。

〔**主治**〕先兆流产。

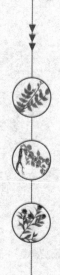

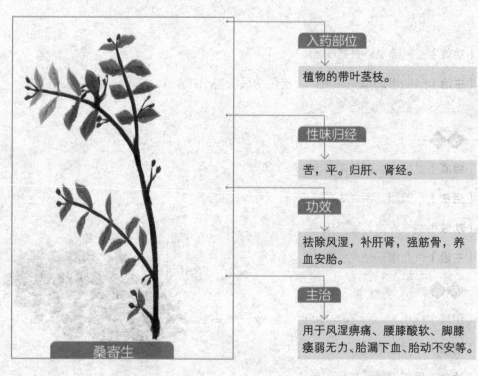

入药部位

植物的带叶茎枝。

性味归经

苦，平。归肝、肾经。

功效

祛除风湿，补肝肾，强筋骨，养血安胎。

主治

用于风湿痹痛、腰膝酸软、脚膝痿弱无力、胎漏下血、胎动不安等。

桑寄生

 方 六

〔组成〕荸荠6个，豆浆260毫升，白糖适量。

〔用法〕将荸荠洗净，去皮捣碎，与豆浆一同放入锅内，煮沸后加入白糖即可服食，每日1剂。

〔功效〕滋阴清热，养血安胎。

〔主治〕血热型先兆流产。

 方 七

〔组成〕党参、白术各24克，山药20克，熟地、菟丝子各15克，旱莲草30克，炒杜仲、续断、扁豆各10克，炙甘草3克。

〔用法〕每日1剂，水煎，分2次服用。

〔功效〕健脾益气，补肾安胎。

〔主治〕先兆流产。

 方 八

〔组成〕鲜山药90克，杜仲（或续断）6克，苎麻根15克，糯米80克。

〔用法〕杜仲和苎麻根用纱布包好，糯米洗净，共煮成粥。服用。

〔功效〕补益肝肾，养血安胎。

〔主治〕习惯性流产或先兆流产。

〔组成〕大枣 15 克，党参、白术各 10 克，黄芪 30 克，糯米 60 克。

〔用法〕将前 4 味加水煎取浓汁，兑入煮熟的糯米粥内，再煮一二沸即成。每日 1
剂，早晚分服。

〔功效〕益气养血，补肾安胎。

〔主治〕习惯性流产。

〔组成〕鸡蛋 1 枚，艾叶 1 把。

〔用法〕鸡蛋与艾叶同水煮（禁用铁锅），蛋熟后剥去皮，再煮 10 分钟。吃蛋
不饮汤。妊娠后即开始食用，每日 1 次，连续吃 10 天。以后每月定期吃
1 次，每次改食 2 枚鸡蛋，至妊娠足月为止。

〔功效〕理气，止血，安胎。

〔主治〕习惯性流产。

〔组成〕菟丝子 60 克，莲子 30 克。

〔用法〕将上 2 味共研细末，混匀，每服
3 克，每日 2~3 次，用温开水冲服。

〔功效〕补肾益脾。

〔主治〕习惯性流产。

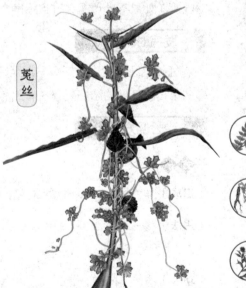

菟丝

〔组成〕黄芪 30 克，鸡蛋 2 枚。

〔用法〕将上 2 味洗净，加水同煮，鸡蛋煮熟后去壳再入锅煮 15~20 分钟，吃蛋喝汤。

每日 1 剂。

〔**功效**〕滋阴养血，益气固胎。

〔**主治**〕习惯性流产。

〔**组成**〕当归 10 克，大枣 15 枚。

〔**用法**〕水煎服。每日 1 剂。

〔**功效**〕补中益气，养血。

〔**主治**〕习惯性流产。

妊娠呕吐

妊娠呕吐是指妇女怀孕后由于体内人绒毛膜促性腺激素（HCG）增多而引起的胃肠道功能的不良反应，具体症状包括食欲不振、偏食、厌恶油腻、恶心、呕吐等。如果呕吐严重，进食不良，为了宝宝的健康发育，需要进行治疗。

发病时间 ••••

妊娠呕吐多发生于妊娠早期至妊娠 16 周之间，年轻的第一次怀孕的孕妇更容易有此症状。

治验偏方 ••••

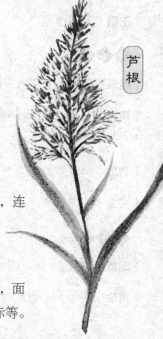

芦根

——— 方 一 ———

〔**组成**〕鲜芦根 60 克，生姜 20 克，白糖适量。

〔**用法**〕将前 2 味水煎取汁，调入白糖服用。每日 2 剂，连服 3 日。

〔**功效**〕清热，降逆，止呕。

〔**主治**〕脾胃蕴热型妊娠呕吐。症见呕吐食物及酸苦水，面色潮红，烦躁不安，喜冷饮，大便干结，小便黄赤等。

〔**组成**〕山楂 20 克，桂皮 6 克，红糖 30 克。

〔**用法**〕水煎服，每日 2 剂，连服 3~5 日。

〔**功效**〕温胃散寒，消食导滞。

〔**主治**〕脾胃虚弱所致的妊娠呕吐。

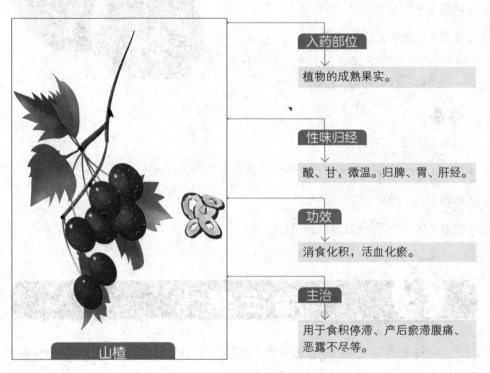

入药部位

植物的成熟果实。

性味归经

酸、甘，微温。归脾、胃、肝经。

功效

消食化积，活血化瘀。

主治

用于食积停滞、产后瘀滞腹痛、恶露不尽等。

山楂

〔**组成**〕生姜汁 1~2 匙，甘蔗汁 1 大杯。

〔**用法**〕将上 2 味搅匀，加热后温服，每日 1~2 剂。

〔**功效**〕清热和胃，降逆止呕。

〔**主治**〕脾胃蕴热所致的妊娠呕吐。

〔**组成**〕半夏 12 克，干姜、黄芩、党参各 10 克，黄连、甘草各 6 克，大枣 4 枚。

〔**用法**〕每日 1 剂，水煎服，早晚分服。

〔功效〕温胃止呕，补中益气。

〔主治〕妊娠呕吐。

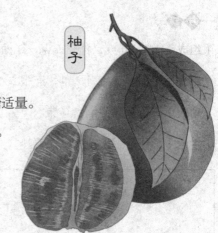
柚子

方五

〔组成〕柚皮、莱菔子、生姜各 15 克，白糖适量。

〔用法〕水煎服。每日 1~2 剂，连服 5~7 日。

〔功效〕平肝和胃，降逆止呕。

〔主治〕肝胃不和所致的妊娠呕吐。症见
恶心，呕吐酸水或苦水，胸胁胀
痛，精神抑郁，口苦，烦躁等。

方六

〔组成〕生姜 50 克，大米 60 克。

〔用法〕将生姜洗净捣碎取汁，将大米粥兑入其中，再煮沸即可，每日 1 剂。

〔功效〕温中和胃，降逆止呕。

〔主治〕脾胃虚寒所致的妊娠呕吐。

胎位异常

胎位即胎儿在子宫内的位置。正常的胎位应为枕前位，除此之外的胎位均为异常的胎位。如果是在妊娠中期胎位不是枕前位，以后多会自动转为正常的胎位。如果在妊娠后期仍不是枕前位，则称为胎位异常。胎位异常在分娩时可引起难产，多需手术助产。

发病原因

子宫发育不良、子宫畸形、骨盆狭小、盆腔肿瘤、胎儿畸形、羊水过多等。

治验偏方

方一

〔组成〕当归、川芎各 9 克，芍药 18 克，茯苓、白术、泽泻各 12 克。

〔用法〕上 6 味，杵为散。每服 6 克，温酒送下，每日 3 次。或制成片剂，每日 3

次，每次 5 片，开水吞服。

〔功效〕疏肝健脾，调补气血。

〔主治〕肝郁气滞，胎位不正。

 方 二

〔组成〕党参 15 克，黄芪 20 克，当归、白术、茯苓、炙黄芩各 12 克，柴胡、升麻、
陈皮各 9 克，炙甘草 6 克。

〔用法〕水煎服，每日 1 剂，分 2 次服用，服药前先排尿、排便，晚上服药后睡
觉取侧卧位。3~6 剂为 1 疗程。服完 3 剂后胎位已矫正者即停药。

〔功效〕补中益气，升阳举陷。

〔主治〕中气不足，胎位不正。

 方 三

〔组成〕当归、白芍各 12 克，白术、茯苓各 15 克，川芎 6 克。

〔用法〕每日 1 剂，水煎服。

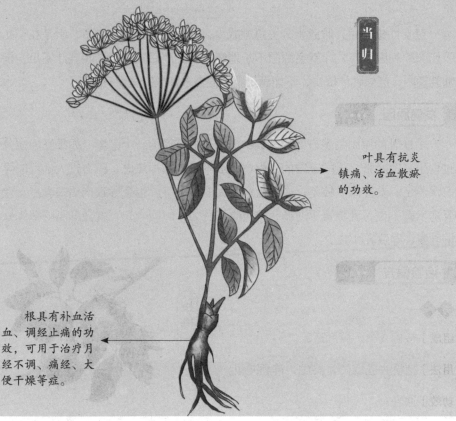

当归

叶具有抗炎
镇痛、活血散瘀
的功效。

根具有补血活
血、调经止痛的功
效，可用于治疗月
经不调、痛经、大
便干燥等症。

〔**功效**〕活血化瘀，健脾利湿。

〔**主治**〕胎位不正。

〔**组成**〕当归、党参、白术、泽泻各 10 克，赤芍、川断各 12 克，菟丝子 20 克，桑寄生 15 克，川芎 6 克。

〔**用法**〕水煎服，每日 1 剂，早晚分服。3 剂为 1 疗程。嘱孕妇服药后平卧 1 小时，1 周后复查，未纠正者再行第 2 个疗程。

〔**功效**〕调补气血，固肾安胎。

〔**主治**〕胎位不正。

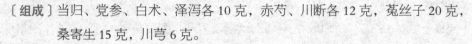

产后缺乳

一般女性分娩后，雌激素分泌急剧减少，而催乳素分泌会增多，于是在婴儿吮吸奶头的刺激下，乳汁就会源源不断地产生了。产后缺乳，又叫乳汁不足，指在哺乳期内，产妇乳汁很少，不能满足婴儿的需求，或完全没有乳汁。

发病原因

产后缺乳的原因是多方面的，其中情绪是很重要的一个因素。如果女性在分娩过程中过度紧张，照顾宝宝的过程中睡眠不足、精神焦虑、压力过大都可能导致奶水不足。女性体质较差，或在生产时失血过多等，也会导致产后缺乳。女性的乳房发育不良，乳腺管不通畅，宝宝吃奶费力，时间一长，就会抑制脑垂体分泌催乳素，导致乳汁减少。

治验偏方

〔**组成**〕核桃 5 个，黄酒适量。

〔**用法**〕核桃去壳取仁，捣烂，黄酒冲服。

〔**功效**〕通乳。

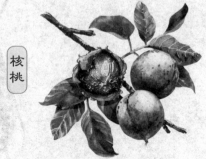

核桃

〔**主治**〕乳汁不通畅所致乳胀、乳少。

〔**组成**〕猪蹄2只，当归、王不留行、通草各30克，高莴苣20克，味精、盐各少许。

〔**用法**〕猪蹄洗净，用刀划口。当归等3味中药用纱布包扎好，共放入铝锅中，加盐和水适量，小火炖至猪蹄熟烂脱骨时，取出纱袋，下莴苣片，吃时加味精。食肉饮汤。

〔**功效**〕养血增乳，通络催奶。

〔**主治**〕产后妇女缺乳。

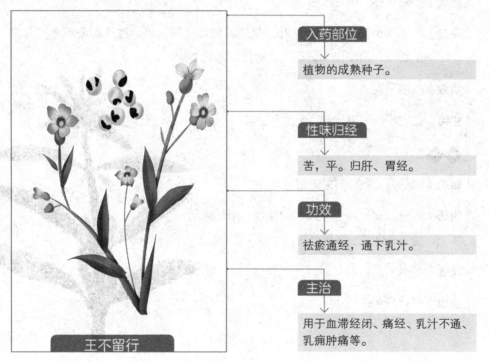

入药部位

植物的成熟种子。

性味归经

苦，平。归肝、胃经。

功效

祛瘀通经，通下乳汁。

主治

用于血滞经闭、痛经、乳汁不通、乳痈肿痛等。

王不留行

〔**组成**〕花生米、黄豆各60克，猪蹄2只，食盐少许。

〔**用法**〕先炖猪蹄半小时，捞出浮沫再下花生米和黄豆，煮至蹄烂加盐。可食可饮，日用2次。

〔**功效**〕补脾养血，通脉增乳。

〔**主治**〕产后奶水不足。

〔组成〕 黄花菜（水泡发后）250 克，猪肉末 500 克，葱、盐各少许，白面粉适量。

〔用法〕 将黄花菜、肉末及佐料调成肉馅，再用和好的白面做成馅饼，或烙或油煎。
一顿或分数顿食用。

〔功效〕 养血通乳。

〔主治〕 产妇奶少、停乳等。

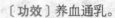

〔组成〕 酒酿 1 杯，菊花叶适量。

〔用法〕 将酒酿炖熟，菊花叶洗净、捣烂，绞取半杯汁液，冲入酒酿服之，并以
上 2 味之余渣搅匀，敷于乳房处，每日 2 次。

〔功效〕 散结通乳。

〔主治〕 产妇乳腺阻塞胀痛、乳水不通。

〔组成〕 黑脂麻 50 克，盐末少许。

〔用法〕 锅热以文火将黑脂麻、盐共炒，至芝麻呈
溢香味即成。每日分 2 次食用，连食数日。

〔功效〕 养血通乳。

〔主治〕 妇女产后缺乳。

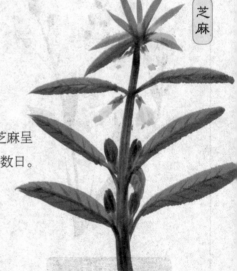

芝麻

产后恶露不尽

　　产后恶露是指产后伴随着子宫蜕膜脱落，含有血液和坏死蜕膜等组织的液体
经阴道排出。产后恶露是产妇在产褥期的正常临床表现，一般会持续 4~6 周，总
量为 500 毫升左右。若 4~6 周后仍有较多恶露排出，便是产后恶露不尽。

发病原因

产后恶露不尽的发病原因是子宫复原不全，部分胎盘、胎膜残留，生殖器官感染，这些都会影响子宫收缩和复原。产妇其他身体因素，如患有慢性疾病、失血过多、过度疲倦、子宫过度膨胀、子宫肌瘤等也会影响子宫复原。

治验偏方

方一

〔组成〕生地黄60克，生姜3克。

〔用法〕将上2味共制粗末，放入杯中，用沸水冲泡，代茶饮用。每日1剂。

〔功效〕养阴清热，凉血止血。

〔主治〕血热型产后恶露不尽。症见恶露日久不止，色红，质稠而臭，面色红，口干咽燥等。

方二

〔组成〕红曲9~12克，黄酒1杯。

〔用法〕将上2味煎汁，趁温服下。每日2剂。

〔功效〕活血化瘀，散寒通经。

〔主治〕血瘀型产后恶露不尽。症见恶露淋漓不止，量少，色紫黑或夹血块，少腹疼痛，拒按，胸腹胀痛等。

方三

〔组成〕黄芪、当归各15克，党参、川芎、桃仁、生炒蒲黄、五灵脂各10克，炮姜5克，生甘草3克。

〔用法〕每日1剂，水煎服。

〔功效〕祛瘀生新，补气摄血。

〔主治〕产后气血不足，恶露不绝。

方四

〔组成〕黄酒250毫升，生地黄6

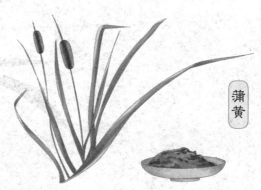

蒲黄

克，益母草 10 克。

〔用法〕将酒放在瓷杯中，加地黄、益母草，把瓷杯放在有水的蒸锅中，蒸半小时。产后每日饮 2 次，每次温饮 20~50 毫升。

〔功效〕清热，凉血，化瘀，止痛。

〔主治〕产后腹痛，恶露不尽，血色紫暗有块等瘀血症状。

—— 方 五 ——

〔组成〕山楂 30 克，香附、红糖各 15 克。

〔用法〕将前 2 味共制粗末，与红糖一同放入杯中，用沸水冲泡，代茶饮用。每日 1 剂。

〔功效〕活血化瘀，理气止痛。

〔主治〕血瘀型产后恶露不尽。

益母草

叶具有活血调经、利尿消肿、清热解毒的功效，可用于治疗月经不调、痛经经闭、水肿、小便不利等症。

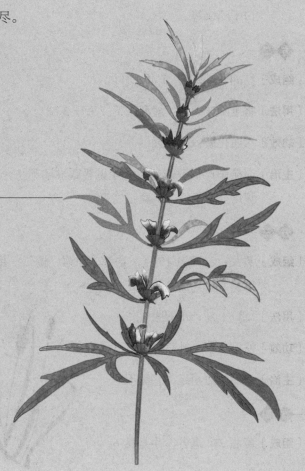

产后体虚

产后体虚是产妇分娩后呈现出的一种亚健康或疾病状态，具体症状包括畏寒、怕风、出虚汗、腰膝酸软、小腹冷痛、心悸气短、四肢乏力、月经量少、白带多、经期浮肿、面色晦暗、卵巢功能减退、失眠多梦等。

 发病原因 ...

产后体虚多由分娩过程中的能量消耗、创伤和出血，导致产妇元气耗损、气血不足所致。

 治验偏方 ...

方一

〔组成〕荔枝干、大枣各 3 枚。

〔用法〕水煎服。每日 1 剂。

〔功效〕补中益气，养血生津。

〔主治〕产后体虚，津液不足等。

荔枝干
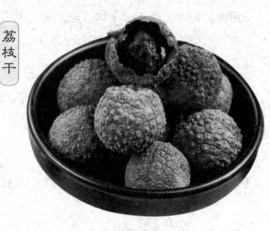

方二

〔组成〕豆浆 2 碗，大米 60 克，白糖 30 克。

〔用法〕将大米洗净，与豆浆煮为粥，调入白糖即成。每日清晨空腹服用 1 剂。

〔功效〕清热润肺，生津和胃。

〔主治〕产后体虚。

方三

〔组成〕猪油、鲜姜汁各 100 克，黄酒 50 毫升。

〔用法〕将上述 3 味共放入锅中煮沸，待冷，装入瓶内备用。每日服 2 次，每次 1 汤匙，以沸水冲泡饮用。

〔功效〕滋阴，清热，理虚。

〔主治〕产后体虚、出虚汗、寒热往来。

 方 四

〔组成〕乳鸽1只，枸杞30克，盐少许。

〔用法〕将乳鸽去毛及肚内杂物，洗净，放入锅内加水与枸杞共炖，熟时下盐少许。吃肉饮汤，每日2次。

〔功效〕益气，补血，理虚。

〔主治〕产后体虚及病后气虚之体倦乏力、自汗。

 方 五

〔组成〕羊肉500克，当归60克，生姜片30克，盐少许。

〔用法〕羊肉洗净切成小块，当归及姜片用纱布包好，用大火煮沸后改用小火煮烂。加盐服食，日用2次。

〔功效〕补气益血，强身壮体。

〔主治〕病后、产后体虚。症见血虚头晕、虚寒腹痛、面色苍白、贫血、低热、多汗、腰痛、手足发凉、血枯经闭。

 方 六

〔组成〕龙眼肉20克，大枣15枚，糯米60克，红糖适量。

〔用法〕按常法煮粥食用。每日1剂。

〔功效〕益气补血，养心安神。

〔主治〕产后气血不足所致的心悸不安、面色无华、夜寐不宁等。

龙眼肉

 方 七

〔组成〕白扁豆30克，莲子、冰糖各50克，大米100克。

〔用法〕按常法煮粥食用。每日1剂，连服7~10日。

〔功效〕健脾益气，养心益肾。

〔主治〕产后脾胃虚弱所致的食欲不振、消化不良、腹泻、心悸失眠等。

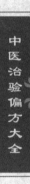

中医治验偏方大全

〔组成〕大枣 10 枚，枸杞子 10 克，生姜 3 片，老母鸡 1 只，料酒、精盐各适量。

〔用法〕将老母鸡宰杀，去毛及内脏，洗净，鸡腹内纳入大枣、枸杞子、生姜片，置于大瓷盆内，加入料酒、精盐，上笼蒸熟食用。

〔功效〕补血祛风，理虚扶羸。

〔主治〕产后血虚动风、素体虚寒。

〔组成〕精羊肉 500 克，生山药 100 克，生姜 15 克，牛奶 250 毫升，精盐适量。

〔用法〕先将羊肉洗净切块，与生姜共置锅内，加水清炖 1 小时。取羊肉汤 1 碗放入锅内，加入去皮洗净的山药片，煮烂后再加入牛奶、精盐，煮沸即成。每日 1 剂。

〔功效〕补虚益气，温中暖下。

〔主治〕产后肢凉、出冷汗等。

〔组成〕毛鸡蛋（孵化未出的、已长毛的鸡胚胎）3 个，当归 12 克，川芎 6 克，盐、味精各适量。

〔用法〕将毛鸡蛋洗净，放入锅内加清水 1 碗，下当归、川芎，先用中火烧开，改用文火煨炖，1 小时后加盐及味精。食蛋饮汤。

〔功效〕补血益精，活血理虚。

〔主治〕产妇出血过多、头晕、眼花或病后体虚。

〔组成〕干红枣、红糖各 50 克，花生米 100 克。

〔用法〕干红枣洗净后用温水浸泡，花生米略煮，去皮备用。枣与花生米皮同入小铝锅内，加入煮过花生米的水，再加水适量，以文火煮 30 分钟，捞出花生米皮，加红糖，待糖溶化收汁即成。

〔功效〕养血，理虚。

〔主治〕产褥期常服，可辅助治疗产后贫血或血象偏低等。

子宫脱垂

子宫脱垂是指子宫从正常位置沿阴道向下移位，部分甚至全部脱出阴道口之外，常伴有阴道前壁或后壁膨出。由于阴道前壁和后壁与膀胱、直肠相邻，因此子宫脱垂还可能造成膀胱膨出和脱肛。子宫脱垂的临床症状有腹部下坠、腰部酸痛、白带增多、月经紊乱、有肿物自阴道脱出等。子宫之所以会脱垂，主要是因为盆腔筋膜、韧带、肌肉等松弛、薄弱，无法很好地支撑子宫。

好发人群

子宫脱垂好发于经历过多次阴道分娩的妇女，营养不良、体质较差的妇女，长期从事繁重体力劳动的妇女。

治验偏方

方一

〔组成〕首乌 20 克，老母鸡 1 只，盐少许。

〔用法〕老母鸡宰杀去毛及内脏，洗净，将首乌装入鸡腹内，加水和盐适量煮至肉烂。饮汤吃肉。

〔功效〕补中益气。

〔主治〕妇女子宫脱垂，痔疮，脱肛。

方二

〔组成〕党参、黄芪、白术、升麻各5 克，陈皮、柴胡各 4.5 克，生姜 3 片，红枣 7 枚，仙鹤草、熟地各 8 克，桑寄生、海螵蛸、金银花各 6 克。

〔用法〕每日 1 剂，水煎服。

〔功效〕补中益气，滋补肝肾。

〔主治〕子宫脱垂。

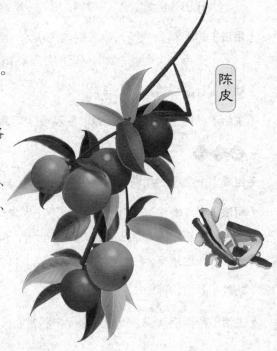

陈皮

〔组成〕干金樱子根 60 克，糯米酒 120 克。

〔用法〕将干金樱子根洗净，并加水 3 大碗煎至半碗，加入糯米酒 120 克饮服，每日 1 次，重症可连服 3~4 次。

〔功效〕补肾涩精，升提。

〔主治〕子宫脱垂。

〔组成〕马齿苋 30 克，蒲公英 20 克，黄柏 13 克。

〔用法〕将马齿苋、蒲公英和黄柏洗净后加水煮，然后取汤汁外洗。

〔功效〕清利湿热，解毒。

〔主治〕合并感染的子宫脱垂。

〔组成〕白胡椒、制附片、肉桂、党参各 20 克。

〔用法〕以上 4 味共研细末，加红糖 60 克，和匀分成 30 包，每日早晚空腹服 1 包，开水送下，服前先饮少量黄酒或 1 小杯白酒。15 天为 1 疗程。

〔功效〕升提固脱，温补脾肾。

〔主治〕子宫脱垂。

〔组成〕带壳老丝瓜瓢 30 克。

〔用法〕将带壳老丝瓜瓢烧成炭，趁热研成细末，放在杯子内，加入 50 克黄酒或米酒后加盖密封，早晚各服一次，每日 1 剂。

〔功效〕通络解毒。

〔主治〕子宫脱垂。

〔组成〕鳖头、黄酒各适量。

党参

第四章 妇科治验偏方

〔用法〕将鳖头置火上烧炭存性，研末。每次6克，每日3次，黄酒送服。

〔功效〕益气补虚。

〔主治〕子宫脱垂，脱肛。

方八

〔组成〕党参、黄芪、山药各30克，白术、茯苓、枣皮、阿胶各12克，熟地、枸杞、杜仲、龟胶各15克，当归10克，柴胡5克，升麻、炙甘草各6克。

〔用法〕每日1剂，水煎，分2次服用。

〔功效〕健脾补肾，益气升阳，养血滋阴。

〔主治〕子宫脱垂。

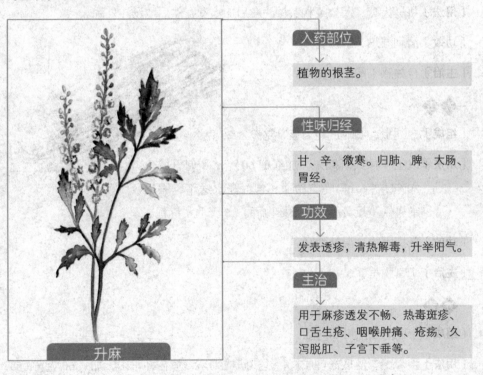

升麻

入药部位

植物的根茎。

性味归经

甘、辛，微寒。归肺、脾、大肠、胃经。

功效

发表透疹，清热解毒，升举阳气。

主治

用于麻疹透发不畅、热毒斑疹、口舌生疮、咽喉肿痛、疮疡、久泻脱肛、子宫下垂等。

方九

〔组成〕鲫鱼200克，黄芪20克，炒枳壳8克。

〔用法〕鲫鱼开膛去杂，洗净，先以水煎黄芪、枳壳，30分钟后放入鲫鱼再煎煮至鱼熟。饮汤吃鱼。

〔功效〕补气宽中。

〔主治〕子宫脱垂。

〔组成〕黄鳝1条，酱油、盐、味精各少许。

〔用法〕将黄鳝去内脏，切段，水沸后同调料共煮，待鱼熟后放入味精调味。每日服1次。

〔功效〕补气养血。

〔主治〕体质虚弱伴有子宫脱垂、脱肛。

〔组成〕金樱子肉、黄芪片各500克。

〔用法〕水煎3次，每次用水800毫升，煎半小时，3次混合，去渣，用小火浓缩成膏。每日口服3次，每次30~50克。用温开水送服。

〔功效〕补中益气，固肾升提。

〔主治〕子宫脱垂。

〔组成〕升麻4克，鸡蛋2枚。

〔用法〕将升麻研末，放入鸡蛋内，密封口，隔水蒸熟。吃蛋，每日1剂。10天为1疗程，休息1周，再做第2疗程。

〔功效〕益气升提。

〔主治〕子宫脱垂。

子宫肌瘤

　　子宫肌瘤是女性常见的一种良性肿瘤，主要是由子宫平滑肌组织增生而形成的。有很多患者无自觉症状，在体检时才被发现。部分患者可能出现月经量增多、经期延长或缩短、腹部有肿块、下腹有坠胀感、白带增多、不孕、流产、贫血等症状。

子宫肌瘤的确切病因尚不明确，可能与遗传易感性、性激素水平、干细胞功能失调等有关。

 好发人群 ....

子宫肌瘤好发于 30~50 岁的女性，20 岁以下的女性很少见。

 治验偏方 ....

方一

〔组成〕桂枝、桃仁、丹皮各 9 克，茯苓 15 克，赤芍、莪术、蒲黄各 12 克。

〔用法〕水煎服。

〔功效〕活血化瘀。

〔主治〕子宫肌瘤经行量少不畅或量多、小腹疼痛者。

 方二

〔组成〕丹参、赤芍各 15 克，生蒲黄、五灵脂、夏枯草各 10 克，制乳香、制没药各 5 克。

〔用法〕水煎服。

〔功效〕活血化瘀，软坚散结。

〔主治〕子宫肌瘤无明显症状者。

 方三

〔组成〕桃树根、瘦猪肉各 150 克。

〔用法〕桃树根洗净切段，猪肉洗净切块，加水以砂锅共炖，待肉烂即成。每晚睡前服用。

〔功效〕行气，破瘀，消癥。

〔主治〕妇女子宫肌瘤。

 方四

〔组成〕茯苓、牛膝各 15 克，党参、三棱各 30 克，白术 24 克，甘草 9 克，莪术 60 克。

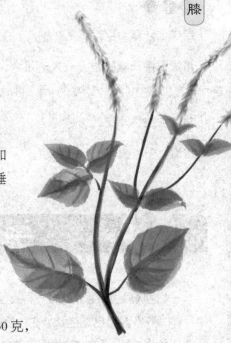

牛膝

〔**用法**〕每日 1 剂，水煎服。

〔**功效**〕益气健脾，祛瘀通络。

〔**主治**〕子宫肌瘤。

 方 五

〔**组成**〕当归尾 20 克，白芷 16 克，桂枝 10 克，小茴香 15 克，野艾叶 30 克。

〔**用法**〕将所选材料研成粗末，放到纱布袋中，把纱布袋放到腹壁肌瘤处。然后在上面加热水袋进行热敷，每次 30 分钟。

〔**功效**〕化瘀散结。

〔**主治**〕子宫前壁肌瘤。

 方 六

〔**组成**〕海藻 45 克，丹参、瓜蒌各 30 克，橘核、山楂、牛膝各 20 克，血竭、贝母各 10 克。

〔**用法**〕水煎服。

〔**功效**〕化瘀破癥。

〔**主治**〕子宫肌瘤症状不明显者。

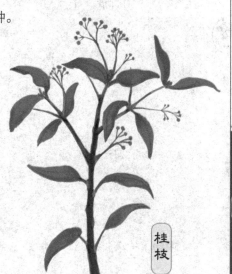

桂枝

 方 七

〔**组成**〕党参、白术、当归、山药、鳖甲、莪术、五灵脂、枣仁各 12 克。

〔**用法**〕水煎服。

〔**功效**〕健脾益气，活血软坚。

〔**主治**〕子宫肌瘤，月经先期或量多血淡、头晕乏力者。

 方 八

〔**组成**〕艾叶、肉桂各 6 克，鹿角霜、没药、白芥子、麻黄各 9 克，五灵脂、乌药各 12 克。

〔**用法**〕水煎服。

〔**功效**〕暖宫祛寒，化瘀散结。

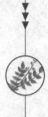

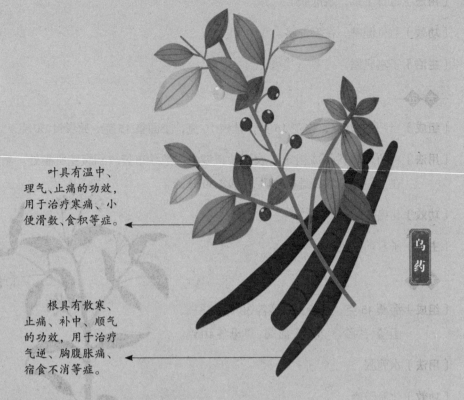

叶具有温中、理气、止痛的功效，用于治疗寒痛、小便滑数、食积等症。

乌药

根具有散寒、止痛、补中、顺气的功效，用于治疗气逆、胸腹胀痛、宿食不消等症。

〔主治〕子宫肌瘤，月经后期淋漓不净，小腹冷痛喜热熨。

〔组成〕芒硝 50 克。

〔用法〕研粗末，敷于腹壁。

〔功效〕软坚散结。

〔主治〕子宫前壁肌瘤、腹壁较薄者。

〔组成〕丹参 15~25 克，桃仁 10~15 克，赤芍、橘核、山豆根各 10~20 克，三棱 8~10 克，山慈菇、桂枝、香附各 6~12 克，荔枝核 15~20 克。

〔用法〕每日 1 剂，水煎服。

〔功效〕理气活血，消癥散结。

〔主治〕子宫肌瘤，卵巢囊肿。

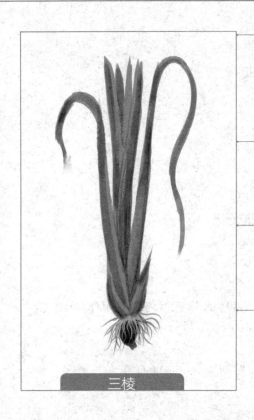

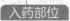
入药部位

植物的干燥块茎。

性味归经

辛、苦，平。归肝、脾经。

功效

破血行气，消积止痛。

主治

用于癥瘕痞块、瘀血经闭、食积
胀痛、心腹痛、痛经、跌打伤痛等。

三棱

更年期综合征

更年期是妇女从生育期向老年期过渡的一段时期，此时期卵巢功能会逐渐衰退。更年期综合征是指女性绝经前后期间因性激素波动或减少而造成的一系列躯体及精神心理症状。绝经是重要标志。临床表现有月经紊乱、阵发性潮热、出汗、失眠、多虑、抑郁、易怒、思想不集中、头痛、头晕、心悸、骨质疏松等。

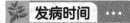
发病时间 ····

更年期综合征一般始于 40 岁左右，持续 10~20 年。

治验偏方 ····

—— 方 一 ——

〔组成〕山楂 15 克，荷叶 12 克。

〔用法〕将上 2 味水煎取汁，代茶饮用。每日 2 剂。

〔功效〕活血散瘀，清热安神。

〔主治〕更年期综合征之头胀、心悸、失眠等。

〔组成〕百合 30 克，大枣 15 枚，冰糖适量。

〔用法〕按常法煮汤服食。每日 1 剂。

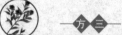

〔功效〕润肺清心，养血安神。

〔主治〕更年期综合征之失眠多梦、虚烦惊悸等。

〔组成〕小麦 50 克，大枣 10 枚，甘草 15 克。

〔用法〕先将甘草加水煎汤，去渣，再加入洗净的小麦、大枣煮粥服食。每日 1 剂。

〔功效〕益气除烦，宁心安神。

〔主治〕更年期综合征之精神恍惚、时常悲伤欲哭、失眠盗汗等。

〔方 四〕

〔组成〕鲜桑葚 500 克，冰糖 200 克。

〔用法〕将桑葚拣杂，洗净捣烂，与冰糖共置锅内，加水煮沸后改用文火熬炼成膏，
候冷，装瓶备用。每次服 1 汤匙，每日 2 次，用温开水冲服。

〔功效〕滋阴养血，补益肝肾。

〔主治〕更年期综合征之头晕头痛、心烦急躁、多梦少寐、口干、手足心热、耳鸣、
心悸、潮热汗出，甚则血压升高等。

〔组成〕精羊肉 150 克，栗子肉 30 克，枸杞子 20 克，精盐适量。

〔用法〕按常法煮汤服食。每日 1 剂，连服 5~7 日。

〔功效〕补肝益肾，益气养血。

〔主治〕肝肾不足型更年期综合征。症见眩晕心悸、腰膝酸软、失眠健忘等。

〔组成〕黄芪、夜交藤各 30 克，当归、桑叶各 12 克，三七 6 克，胡桃肉 10 克。

〔用法〕每日 1 剂，水煎 2 次，分 2 次服用。

〔**功效**〕益气，活血，化瘀。

〔**主治**〕更年期综合征。

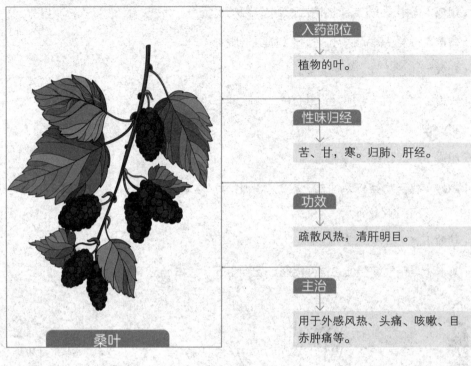

入药部位

植物的叶。

性味归经

苦、甘，寒。归肺、肝经。

功效

疏散风热，清肝明目。

主治

用于外感风热、头痛、咳嗽、目赤肿痛等。

桑叶

 方 七

〔**组成**〕银耳 20 克，大枣 15 枚，白糖适量。

〔**用法**〕按常法煮汤服食。每日 1 剂，连服 10~15 日。

〔**功效**〕滋阴润燥，养血安神。

〔**主治**〕更年期综合征之阴虚火旺、心烦内躁、潮热盗汗、心悸失眠等。

 方 八

〔**组成**〕莲子、百合各 500 克，山药 400 克，丹皮 300 克，附子 150 克。

〔**用法**〕将上药分别炒焦，共研细末，混匀，装瓶备用。每服 9 克，每日 2 次，用黄酒送服。

〔**功效**〕温补脾肾，益气安神。

〔**主治**〕脾肾不足型更年期综合征。症见月经周期先后不定、量忽多忽少、或淋漓不断、或数月不行、头晕目眩、腰痛肢寒、纳少乏力、口淡便溏、夜尿量多等。

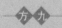

〔组成〕龙眼干 50 克，核桃仁 30 克，白糖适量。

〔用法〕按常法煮汤服食。每日 1 剂，连服 7~10 日。

〔功效〕补心益肾，养血安神。

〔主治〕更年期综合征之头晕心悸、失眠健忘等。

方 十

〔组成〕合欢花 30 克（鲜品 50 克），粳米 60 克，红糖适量。

〔用法〕将合欢花研为细末，加入粳米粥内，再煮数沸，调入红糖即成。每晚睡
前温服 1 剂。

〔功效〕舒郁理气，安神。

〔主治〕更年期综合征之忧郁恼怒、虚烦不安、失眠健忘等。

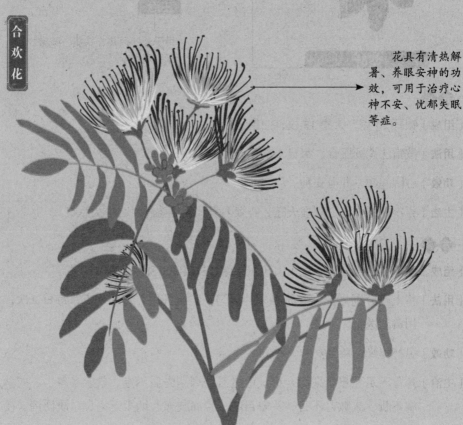

合欢花

花具有清热解
暑、养眼安神的功
效，可用于治疗心
神不安、忧郁失眠
等症。

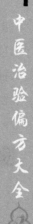

第五章

五官科治验偏方

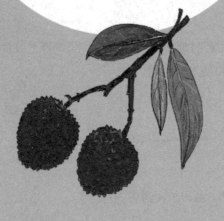

近 视

近视是屈光不正的一种，看近处基本正常，看远处模糊。眼睛持有远近的调节力和将影像凝结在视网膜上的屈折力。水晶体在眼中担任视镜的作用，看远处时，它的调节作用休止而变薄；看近处时，它会变厚，屈折力增加，使影像恰好映在视网膜上。但是，近视患者，看远处时，因水晶体厚，屈折力强，影像呈现在视网膜前，故东西显得模糊。近视对生活影响很大，需要及时通过佩戴眼镜等方式进行治疗。

 好发人群 ....

近视容易出现于长时间近距离用眼的人群，例如学生。此外，户外活动不足也是导致近视的原因之一。同时，遗传因素也不容忽视，父母双方或一方近视，子女就是近视的好发人群。

 治验偏方 ....

── 方 一 ──

〔组成〕五味子 20 克，熟地、黄精、菖蒲各 6 克，甘杞、油柏仁、山萸肉各 3 克，当归、正川芎、薏苡仁、菟丝子、川枣仁、川首乌、覆盆子、川镜苓各 1.5 克。

〔用法〕素食者可用药材炖面类（如豆鸡、面炸等）服食，荤食者买 90 克净肉炖服。

〔功效〕滋阴补肾，益精明目。

〔主治〕近视。

菖蒲

── 方 二 ──

〔组成〕冰片、胆矾、益母流浸膏各 30 克。

〔用法〕取纯益母流浸膏，兑入冰片、胆矾细粉，搅拌均匀，制成细条如卫生香状，切段，晾干后取少许，放入眼皮内即可。每日 2~3 次。

〔功效〕通经，活血。

〔**主治**〕视力减弱。

〔**组成**〕白鲜皮、款冬花、柴胡（去苗）、车前子、枳壳（去瓤，麸炒）、黄芩（去黑心）各30克，百合60克，菊花、蔓荆子各45克，甘草（炙）15克。

〔**用法**〕上锉碎，每服5钱，水1盏半，煎至8分，去滓，食后温服，临卧再服。

〔**功效**〕清热解毒，祛风明目。

〔**主治**〕目肤翳，睛及瞳仁上有物如蝇翅状，令人视物不明。

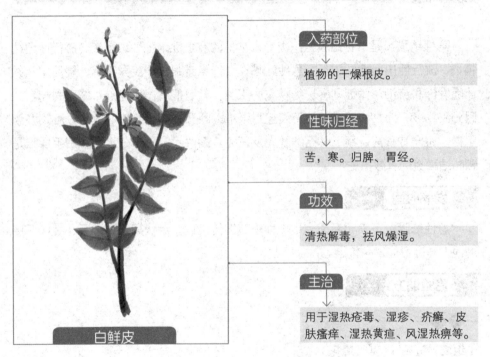

入药部位

植物的干燥根皮。

性味归经

苦，寒。归脾、胃经。

功效

清热解毒，祛风燥湿。

主治

用于湿热疮毒、湿疹、疥癣、皮肤瘙痒、湿热黄疸、风湿热痹等。

白鲜皮

〔**组成**〕白茯苓（去皮）240克，枸杞子（酒蒸）、菟丝子（酒浸蒸）各120克，当归60克，青盐（另研）30克。

〔**用法**〕上为细末，炼蜜和丸，如梧桐子大，每服70丸，食前用白汤送下。

〔**功效**〕补肾明目。

〔**主治**〕男子肾脏虚耗，水不上升，眼目昏暗，远视不明，渐成内障。

〔组成〕 王不留行籽适量。

〔用法〕 贴压于神门、肝、肾、三焦穴位，每天压 5 次，以压痛为止，持续 30 秒钟。

〔功效〕 舒筋活络，清肝明目。

〔主治〕 近视。

急性结膜炎

急性结膜炎是一种结膜组织炎症，常见的有急性卡他性结膜炎、流行性角结膜炎、流行性出血性结膜炎。急性结膜炎会让患者眼部产生异物感、烧灼感，并伴随发痒和流泪。体征则有球结膜充血水肿，并可能有出血斑点；细菌引起者，眼分泌物多，为黏液性或脓性，晨起封眼难以睁开；病毒感染所致，分泌物多为水样，还伴有耳前、颌下淋巴结肿大及压痛。勤洗手、分巾分水、不用手揉眼是预防结膜炎的有效措施。

发病时间 ····

急性结膜炎多发于春季，是一种季节性传染病，潜伏期为 5~7 天，潜伏期接触他人，有可能发生传染。

治验偏方 ····

〔组成〕 黄柏 30 克，菊花 15 克。

〔用法〕 加开水 500 毫升，浸泡 2 小时，用纱布过滤，外敷或洗涤患眼，每日 2 次，每次约 10 分钟。

〔功效〕 清热解毒，泻火明目。

〔主治〕 结膜炎。

菊花

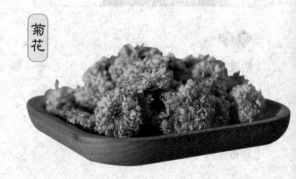

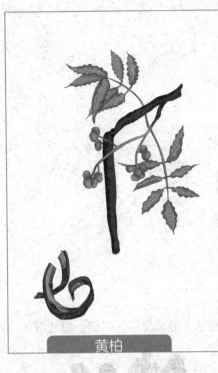

入药部位

植物除去栓皮的树皮。

性味归经

苦，寒。归肾、膀胱、大肠经。

功效

清热燥湿，泻火解毒，退虚热。

主治

用于湿热泻痢、黄疸、带下、热毒疮疡、湿疹、阴虚发热等。

黄柏

〔组成〕菊花 15 克，龙井茶 5 克。

〔用法〕将上 2 味置入杯中，以沸水冲泡，代茶饮，每日 1~2 剂。

〔功效〕疏风清热，消肿。

〔主治〕风热型急性结膜炎。

〔组成〕菊花 15 克，粳米 100 克。

〔用法〕将菊花研为细末，加入八成熟的粳米粥内，再煮至粥熟即成。每日 1 剂。

〔功效〕疏风散热，清肝明目。

〔主治〕风热型急性结膜炎。

〔组成〕鲜马兰头 50~100 克（干品 25~50 克）。

〔用法〕水煎服，每日 1 剂。

第五章 五官科治验偏方

〔功效〕清热止血，抗菌消炎。

〔主治〕风热型急性结膜炎。

方 五

〔组成〕雪梨、荸荠各 300 克，白糖 50 克。

〔用法〕将荸荠洗净去皮切片，雪梨去皮、核，切片，将二者共捣烂，绞取汁液倒入碗内，加入适量白糖及冷开水，调匀后即可饮用，每日 1~2 剂。

〔功效〕清热降火，除烦凉血。

〔主治〕风热型急性结膜炎。

方 六

〔组成〕鲜石榴嫩叶 30 克。

〔用法〕将石榴叶洗净，置入锅中，加入 1 碗水，煎至半碗，去渣，过滤澄清，作洗眼剂，反复洗眼。

〔功效〕祛风消肿。

〔主治〕风热型急性结膜炎。

方 七

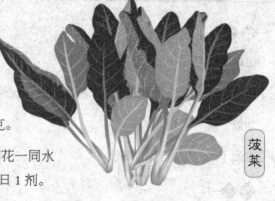

菠菜

〔组成〕菠菜 300 克，野菊花 15 克。

〔用法〕将菠菜洗净切碎，与野菊花一同水煎，取汁，代茶饮用，每日 1 剂。

〔功效〕疏风清热，凉血消肿。

〔主治〕风热型急性结膜炎。

方 八

〔组成〕鲜蒲公英 30~60 克。

〔用法〕将蒲公英洗净，加水煎汤饮服，同时用少许药汁洗眼，每日 3 次。

〔功效〕清热解毒，消肿散结。

〔主治〕热毒型急性结膜炎。

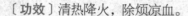

中医治验偏方大全

〔组成〕鲜荸荠适量，食盐少许。

〔用法〕将荸荠洗净去皮，捣烂，绞取其汁，加入食盐调匀，涂洗眼部，每日 2~3 次。

〔功效〕消肿，清热解毒。

〔主治〕热毒型急性结膜炎。

〔组成〕菊花、密蒙花、谷精草、桑叶、生地、赤芍各 9 克，山栀、川黄连、桔梗各 6 克，金银花、连翘、茅根各 15 克。

〔用法〕每日 1 剂，水煎服。

〔功效〕清热解毒，凉血消炎。

〔主治〕急性结膜炎。

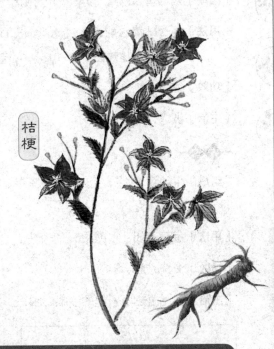

桔梗

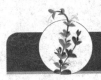

沙 眼

沙眼是一种由沙眼衣原体导致的慢性传染性结膜角膜炎，会造成睑结膜表面粗糙不平，看起来像沙粒一样，故此得名沙眼，中医则称椒疮等。沙眼多是急性发病，病人会产生异物感，同时会畏光、流泪，会产生较多黏液，数周后急性症状消失，开始进入慢性期，就可能不再有不适感，或者仅有眼睛易疲劳的状况，如果治愈或自愈就不会留下瘢痕。在慢性病程中，常因重复感染导致病情加重，甚至出现眼睑内翻畸形，严重时会影响视力甚至失明。

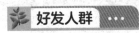 **好发人群** ····

沙眼多发于学龄儿童或少年期。

治验偏方

———— 方 — ————

〔组成〕西瓜霜 30 克,霜桑叶、元明粉各 15 克。

〔用法〕用 2 碗清水煎,水过滤澄清即成,将制成的药汁放入面盆中,然后将头俯面盆上趁热先熏 5~10 分钟,趁温再洗 3~5 分钟。

〔功效〕祛风清热。

〔主治〕椒疮,粟疮。

———— 方 二 ————

〔组成〕生地黄 12 克,生赤芍、黑玄参、白鲜皮各 9 克,广陈皮、淡竹叶各 4.5 克,甘草 3 克。

〔用法〕每日 1 剂,水煎服。

〔功效〕清脾凉血。

〔主治〕脾胃湿热所引起的沙眼、眼丹、针眼等症。

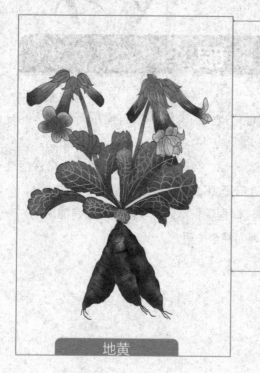

地黄

入药部位

植物的根。

性味归经

甘、苦,寒。归心、肝、肾经。

功效

清热凉血,养阴生津。

主治

用于热病心烦、舌绛、血热吐衄、斑疹紫黑、热病伤阴、消渴多饮等。

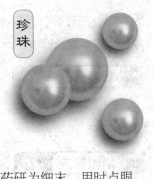
珍珠

方 三

〔组成〕制甘石、蕤仁霜各9克，海螵蛸、制月石、珍珠各3克，地力粉15克，青鱼胆4个，梅片7.5克，麝香0.45克。

〔用法〕海螵蛸用童便浸7天，清水漂净，晒干去皮壳研粉。青鱼胆取出后晾干，不可见火，见火则失效。鱼胆越陈越好，点眼不痛。以上各药研为细末。用时点眼，每日3次，每次似粟米粒大小，点眼后闭眼数分钟。

〔功效〕通窍止泪，清热明目。

〔主治〕沙眼，慢性结膜炎，泪腺分泌过多之流泪或迎风流泪等症。

方 四

〔组成〕浮水甘石10克，胆矾4克，铜绿2克，绿豆粉（千里光水浸）6克，梅片0.5片。

〔用法〕外用。

〔功效〕收湿止痒。

〔主治〕沙眼，泪囊炎，睑缘炎。

方 五

〔组成〕霜桑叶、野菊花、白朴硝各6克。

〔用法〕水煎取1大碗，澄清，分3次洗眼。

〔功效〕清热解毒，消肿散结。

〔主治〕沙眼。

 # 老年性白内障

人在中老年时期容易出现晶状体混浊的状况，使得光线进入眼内时遭到阻碍，会影响视力，这就是白内障，中医称为圆翳内障、白翳黄心内障等。研究表明，遗传、紫外线、全身疾患（如高血压、糖尿病、动脉硬化）、营养状况等因素均与其有关。当各种原因引起晶状体囊渗透性改变及代谢紊乱时，晶体营养依赖的房水成分改变，而使晶体变得混浊。

好发人群

顾名思义，老年性白内障主要发生在老年人之中，且随着年龄的增长，患病率也会明显增高。

治验偏方

〔组成〕红花、牛黄、丁香、诃子、栀子、
川楝子各 20 克，麝香少许。

〔用法〕麝香、牛黄另研，其余粉碎成细末
共用人乳调匀滴眼，每天数次。

〔功效〕清热，通经活血。

〔主治〕视力减退，老年性白内障。

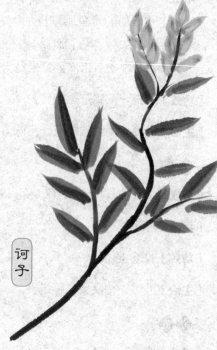

诃子

〔组成〕枸杞子、石决明各 30 克，生地、熟
地、麦冬、玄参、钩藤各 20 克，
白芍、茺蔚子各 15 克，当归、白
术、云苓、菊花、青葙子、决明子各 12 克，车前、防风、红花、香附各
10 克。

〔用法〕水泛为丸，青黛为衣，1 次 6~10 克，每日 2 次。

〔功效〕滋养肝肾，清肝健脾，祛障明目。

〔主治〕未成熟白内障。

〔组成〕珍珠粉、川椒各 5 克，螺蛳壳粉、熟地黄各 30 克，炉甘石粉、枸杞子、
菟丝子、楮实子、怀牛膝、当归、五味子各 20 克。

〔用法〕以草药煎汤去滓，澄清液入余药粉，晒干研为末，外用。

〔**功效**〕退障明目。

〔**主治**〕各种原因引起的早期白内障。

〔**组成**〕豌豆 30 克，乌梅 5 枚，菠菜根 20 克。

〔**用法**〕水煎服，每日 1 剂。

〔**功效**〕生津养血，和中益气。

〔**主治**〕白内障的辅助治疗。

〔**组成**〕谷精草、白菊花各 10 克，羊肝 60 克。

〔**用法**〕把白菊花、谷精草用纱布包好，将羊肝洗净后切片，同置入锅内，加水
煮沸 20 分钟，吃肝喝汤，每日 1 剂。

〔**功效**〕清肝明目，疏风散热。

〔**主治**〕青光眼，白内障，夜盲症等。

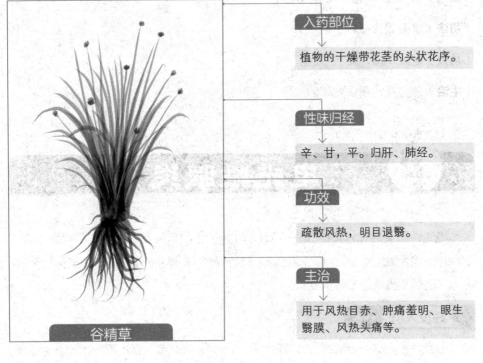

谷精草

入药部位

植物的干燥带花茎的头状花序。

性味归经

辛、甘，平。归肝、肺经。

功效

疏散风热，明目退翳。

主治

用于风热目赤、肿痛羞明、眼生
翳膜、风热头痛等。

方六

〔组成〕枸杞子、熟地、黄精、首乌各 15 克，云苓、菟丝子、楮实子各 12 克，海藻、昆布各 10 克。

〔用法〕水煎服，每日 1 剂，分 2 次温服。

〔功效〕滋补肝肾，消痰软坚。

〔主治〕老年性白内障。

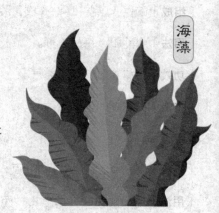

海藻

方七

〔组成〕鲜枸杞叶 250 克，猪肝 150 克，大米 100 克。

〔用法〕按常法煮粥服食。每日 1 剂。

〔功效〕滋补肝肾，益精明目。

〔主治〕肝肾不足型白内障。症见目生云翳、视物模糊、腰酸、耳鸣耳聋等。

方八

〔组成〕白扁豆 60 克，大枣 15 枚。

〔用法〕水煎服。每日 1 剂。

〔功效〕健脾和胃，益气养血。

〔主治〕预防及延缓白内障的发展。

电光性眼炎

电光性眼炎俗称雪盲症，是一种因紫外线损伤眼角膜及结膜上皮导致的炎症，发病时表现为眼睑红肿、结膜充血红肿、视物模糊，有强烈的异物感，并伴随着疼痛、怕光、流泪及眼睛睁不开的状况。

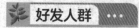

好发人群

电光性眼炎是一种高山病，好发人群是高山工作者，雪地反射太阳光中的紫外线刺激视网膜之后，就容易患上此病。

 治验偏方 ....

— 方 一 —

〔组成〕人乳适量。

〔用法〕把新鲜人乳挤入已消毒的器皿或无菌滴眼瓶内，用时点入两眼外眦部球
　　　　结膜上。每隔5~10分钟点入1次，每次2~3滴，滴后闭眼片刻。

〔功效〕清热，润燥，滋阴。

〔主治〕电光性眼炎。

— 方 二 —

〔组成〕菊苗30克，粳米50克。

〔用法〕把菊苗洗净切碎，放入将熟的粳米粥内，煮至粥熟即可，每日1剂。

〔功效〕解毒，疏风散热，清肝明目。

〔主治〕电光性眼炎。

— 方 三 —

〔组成〕炒决明子、白菊花各10克，粳米80克，
　　　　白糖适量。

〔用法〕把前2味水煎，取其浓汁，倒入粳米粥内，
　　　　再煮一二沸后调入白糖即可，每日1剂。

〔功效〕疏风散热，清肝明目。

〔主治〕电光性眼炎。

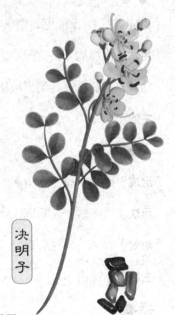

决明子

— 方 四 —

〔组成〕鲜夏枯草50克，鸡蛋1枚，香油、精盐各适量。

〔用法〕将夏枯草洗净切碎，放入碗内，打入鸡蛋，加入精盐及清水少许，搅匀
　　　　后置热香油锅中煎熟食用。每日1剂。

〔功效〕清火散结，润燥消肿。

〔主治〕电光性眼炎。

睑缘炎

　　睑缘炎是一种难以治愈的睑缘组织的慢性炎症性病变，俗称烂眼边，有较多分型，常见症状包括眼红、眼痒，并伴随强烈的烧灼感，还容易引发结膜炎、干眼、角膜炎和睑缘肥厚等并发症。睑缘炎是一种病程较长的疾病，早期治疗与长期治疗，能够防止和控制疾病的进展。

 好发人群 ....

　　睑缘炎是一种任何年龄人群都可能患上的疾病，不注意眼部卫生者、嗜好烟酒者及睡眠不足者，都容易患上此病。

 治验偏方 ....

方 一

〔组成〕白菊花 20 克，明矾 5 克。

〔用法〕水煎约 1 碗，澄清后分 3 等份，每日洗眼 3 次。

〔功效〕清热祛风，明目解毒。

〔主治〕睑缘炎。

明矾

方 二

〔组成〕红枣 1 枚，生明矾 3 克。

〔用法〕去枣核，入明矾，放慢火下焙，研细，用水冲泡，澄清，每日分 3 次洗。

〔功效〕收敛，燥湿解毒。

〔主治〕睑缘炎。

方 三

〔组成〕五倍子 5 克，炼蜜 25 克。

〔用法〕将五倍子研极细末，加蜜调匀后涂患处，每日 2~3 次。

〔功效〕降火收敛。

〔**主治**〕睑缘炎。

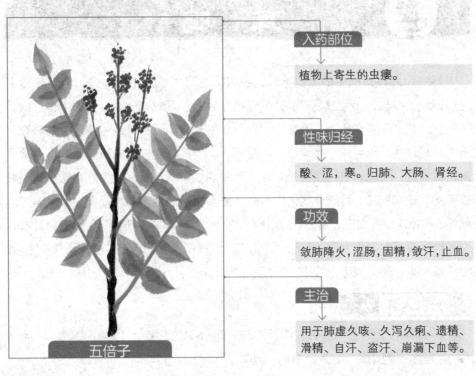

入药部位

植物上寄生的虫瘿。

性味归经

酸、涩，寒。归肺、大肠、肾经。

功效

敛肺降火，涩肠，固精，敛汗，止血。

主治

用于肺虚久咳、久泻久痢、遗精、滑精、自汗、盗汗、崩漏下血等。

五倍子

〔**组成**〕霜桑叶 25 克，醋 50 克。

〔**用法**〕将桑叶切细，置于醋内浸泡 5 日，滤液，用棉棒蘸涂患处，每日 2~3 次。

〔**功效**〕清肝明目，祛风散热。

〔**主治**〕睑缘炎。

〔**组成**〕鸡蛋 4 枚，制甘石、冰片各少许。

〔**用法**〕将鸡蛋煮熟，去白留黄，放勺内，慢火煎炒（频频搅动）成油，将制甘石、冰片研为极细末，入油内和匀，用玻璃棒蘸少许涂患处，每日 2~3 次。

〔**功效**〕清热解毒，燥湿敛疮。

〔**主治**〕慢性睑缘炎。

耳 鸣

耳鸣为耳科疾病中的常见症状，患者自觉耳内或头部有声音，但其环境中并无相应的声源，而且越是安静，感觉鸣音越大。耳鸣音常为单一的声音，如蝉鸣声、汽锅声、蒸汽机声、嘶嘶声、铃声、振动声等，有时也为较复杂的声音。可以是间歇性，也可能为持续性，响度不一。一些响度较高的持续性耳鸣常常令人寝食难安。引起耳鸣的原因较多，各种耳病均可发生耳鸣，如耵聍栓塞、咽鼓管阻塞、鼓室积液、耳硬化症；内耳疾病更易引起此症，如声损伤、梅尼埃病。此外，高血压、低血压、贫血、白血病、神经官能症、耳毒药物等也可引起耳鸣。中医学认为耳鸣多为暴怒、惊恐、胆肝风火上逆，以至少阳经气闭阻所致，成因为外感风邪，壅渴清窍，或肾气虚弱，精气不能上达于耳，有的还耳内作痛。

好发人群 ⋯⋯

耳鸣多见于中老年患者，但近年来有年轻化的趋势，工作压力大、生活节奏快、睡眠不规律的年轻人也容易患耳鸣。

治验偏方 ⋯⋯

◆ 方 一 ◆

〔组成〕柴胡、牛蒡子、连翘、川芎、防风、山栀子、菊花各 10 克，生地黄、黄芩各 12 克，赤芍、天花粉各 15 克，当归 18 克，甘草 3 克。

〔用法〕每日 1 剂，水煎，分 3 次服用。

〔功效〕清肝利胆，解毒开窍。

〔主治〕耳鸣。

◆ 方 二 ◆

〔组成〕当归、细辛、川黄、防风、附子、白芷各 15 克。

〔用法〕上药共研为细末，以鲤鱼脑髓 30 克加水合煎 3 次。取三汁混合浓缩至膏状，备用。滴耳中，并以棉塞耳，每日 1 次。

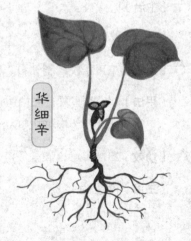

华细辛

〔功效〕祛风散瘀，通窍止鸣。

〔主治〕耳鸣耳聋。

〔组成〕鹿茸、磁石各 30 克，巴戟天、肉桂各 10 克，肉苁蓉、牡蛎、小茴香各 15 克，五味子 20 克。

〔用法〕共为细末，炼蜜为丸，每丸 9 克，每日早晚各 1 次，每次空腹用黄酒温服 1 丸。

〔功效〕补肾聪耳。

〔主治〕肾虚耳鸣。

〔组成〕白果 10 克，枸杞子 30 克。

〔用法〕水煎服，每日 2~3 次。

〔功效〕滋补肝肾，补气益精。

〔主治〕耳鸣。

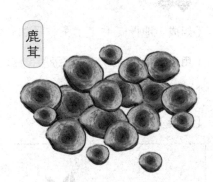

鹿茸

〔组成〕葵花籽壳 15 克。

〔用法〕将葵花籽壳放入锅中，加水 1 杯煎服，每日服 2 次。

〔功效〕滋阴止鸣。

〔主治〕耳鸣。

耳 聋

耳聋是指不同程度的听力减退，轻者在缩短距离或声音加大之后，尚可听清；重者则听不到任何声响。按发生的时间可分为先天性耳聋和后天性耳聋两类，按病变的性质可分为器质性耳聋和机能性耳聋，按病变发生的部位可分为导音性耳聋、感音性耳聋和混合性耳聋三类。引起耳聋的原因很多，各种外耳道的病变，如耵聍栓塞、外耳道闭锁等，使外耳道阻塞；中耳的外伤，如颅底横形或纵形骨折，伤及中耳和听骨链；中耳炎症，如急性咽鼓管炎、化脓性中耳炎等；中耳肿瘤，如良性的颈静脉瘤或恶性癌肿；耳硬化症，病变侵入镫骨底，以致镫骨固定等。

好发人群

有熬夜、饮食不规律等不良生活习惯的人，患有心血管疾病的人群，长期在噪声大的地方工作的特殊职业人群。

治验偏方

方一

〔组成〕地骨皮 15 克，五倍子 7.5 克。

〔用法〕上药研为细末。每用少许，掺入耳中，每日 2~3 次。

〔功效〕清热收敛，聪耳。

〔主治〕耳聋。

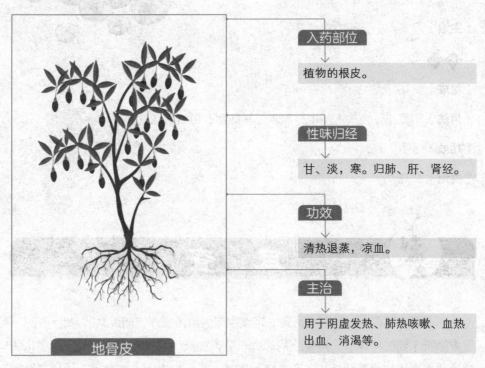

地骨皮

入药部位

植物的根皮。

性味归经

甘、淡，寒。归肺、肝、肾经。

功效

清热退蒸，凉血。

主治

用于阴虚发热、肺热咳嗽、血热出血、消渴等。

方二

〔组成〕葛根 20 克，甘草 10 克。

〔用法〕将葛根、甘草水煎 2 次，每次用水 300 毫升煎半小时，两次混合。分 2 次服用。

〔功效〕补气生血。

〔主治〕突发性耳聋。

 方 三

〔组成〕党参、黄芪各 15 克，丹参、黄精、首乌、骨碎补、补骨脂、仙灵脾各 12 克，五味子、川芎各 9 克，灵磁石 30 克。

〔用法〕水煎服，每日 1 剂。

〔功效〕益气活血，补肾填精。

〔主治〕神经性耳聋，老年性耳聋，药毒性耳聋。

 方 四

〔组成〕菖蒲 60 克，猪肾 1 对，葱白 1 把，米 90 克。

〔用法〕菖蒲米泔浸 1 宿，锉，焙。猪肾去筋膜，细切。葱白劈碎，米淘。以水 1500 毫升，先煮菖蒲，取汁 1000 毫升，去滓，入后 3 味及五味作羹。空腹食。

〔功效〕活血散风，通九窍，明耳目。

〔主治〕耳聋。

 方 五

〔组成〕鹅油半匙，磁石 1 小豆大，麝香少许。

〔用法〕和匀，以棉裹成锭子，塞耳中，口含生铁少许，用 3~5 枚，即有效。

〔功效〕涂痈肿，治风痹，透经络，通耳聋。

〔主治〕耳聋。

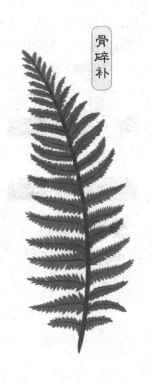

骨碎补

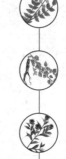

化脓性中耳炎

化脓性中耳炎是一种中耳黏膜的化脓性炎症，是一种儿童期常见的感染性疾病，也是导致小儿听力损伤的常见病因。化脓性中耳炎发病率很高，容易复发，而且多出现并发症和后遗症。儿童缺乏陈诉病痛的能力，会出现不明原因搔耳、摇头、哭闹不安等症状，伴有发热、恶心、呕吐、腹泻等症状时，可以考虑是否为此病。

 好发人群 ····

化脓性中耳炎多发于儿童，特别是抵抗力差、发育不完全的婴幼儿。

 治验偏方 ····

— 方一 —

〔组成〕冰片、枯矾各 9 克，麝香 0.5 克，樟丹 12 克，龙骨 15 克。

〔用法〕共研为极细末制成冰麝散，装瓷瓶内密封备用。用时先取双氧水洗净患耳脓汁，拭干后吹上冰麝散少许，每日 1 次。

〔功效〕祛脓消炎，通络开窍。

〔主治〕急、慢性化脓性中耳炎。

— 方二 —

〔组成〕活田螺 2 个。

〔用法〕将活田螺洗净，放清水碗内，螺肉伸出，以净水握之，散之以冰粉，螺身缩入吐水，以此水用吸管吸起滴入耳内。初甚凉，后来有发热感，侧耳把水倒出，再另以冰水滴入，如此将二螺的水滴完。

〔功效〕止痛消肿。

〔主治〕化脓性中耳炎。

— 方三 —

〔组成〕麝香 1 克，75％酒精 10 毫升。

〔用法〕将麝香溶于酒精内制成麝香酊，贮瓶密封7天。用消毒棉签将耳内浓液拭净，用滴管吸取麝香酊滴入耳内1~2滴，用消毒棉球塞于外耳道。隔日1次。

〔功效〕开窍辟秽，通络散瘀。

〔主治〕化脓性中耳炎。

〔组成〕黄连30克，大黄50克，白矾、石膏、龙骨各90克，冰片9克。

〔用法〕将黄连、大黄焙干，研为极细末；白矾、石膏、龙骨火煅后加入冰片共研成粉。各药混合，过百目筛，高压消毒30分钟，即成耳炎散，贮瓶备用。用时棉签蘸3%双氧水洗去患耳浓液及痂皮，再以75%酒精棉球拭净耳郭患处，每日3~5次，吹入耳炎散少许，直至痊愈。

〔功效〕清热泻火，解毒杀菌。

〔主治〕小儿耳炎。

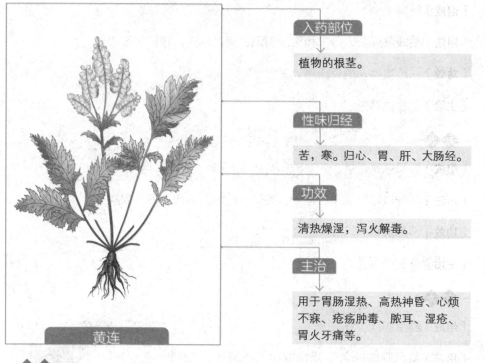

入药部位

植物的根茎。

性味归经

苦，寒。归心、胃、肝、大肠经。

功效

清热燥湿，泻火解毒。

主治

用于胃肠湿热、高热神昏、心烦不寐、疮疡肿毒、脓耳、湿疮、胃火牙痛等。

黄连

〔组成〕黄连8克，冰片2克，硼酸1.5克。

〔用法〕将黄连捣烂，加水 50~80 克，浸泡煮沸 20~25 分钟，然后将剩余药品研碎倒入，将其均匀混合，过滤 3 次，放于消毒器内进行消毒。用时将耳内脓液擦拭干净，滴入 8 滴，每日 2 次。

〔功效〕清热解毒。

〔主治〕急性中耳炎。

 方 六

〔组成〕生地、白芍、白术、大枣、磁石、生牡蛎、麦冬各 10 克，甘草 3 克，葱白 6 克。

〔用法〕每日 1 剂，水煎 2 次，分 2 次服用。

〔功效〕健脾益气，养血和营，滋阴潜阳。

〔主治〕慢性化脓性中耳炎。

 方 七

〔组成〕蜂窝 1 个。

〔用法〕将蜂窝烧灰，研末和菜油同调，滴入耳内，每日 3~5 次。

〔功效〕祛风攻毒，消炎止痛。

〔主治〕急性中耳炎。

 方 八

〔组成〕鲜凤尾草适量。

〔用法〕将鲜凤尾草洗净，晾干，捣烂取汁滴入耳内，每日数次。

〔功效〕清热解毒。

〔主治〕急性中耳炎。

 鲤鱼

方 九

〔组成〕鲤鱼胆汁少许。

〔用法〕将鱼腹内的苦胆轻轻取出，将胆汁挤入小碗内。用双氧水清洗耳朵后，

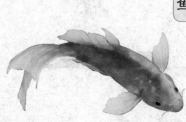

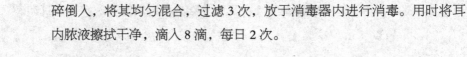

滴入鲜鱼胆汁，然后用棉花球堵塞耳孔，以防流出，每日滴 1 次，3~5
次可愈。

〔**功效**〕清热解毒，消炎祛肿。

〔**主治**〕急性和慢性中耳炎。

〔**组成**〕鲜蒲公英 80 克，冰片适量。

〔**用法**〕将蒲公英捣烂，加入冰片，取汁滴入耳内。

〔**功效**〕清热解毒。

〔**主治**〕急性中耳炎。

〔**组成**〕猪胆 1 个，明矾 10 克，冰片 1.6 克。

〔**用法**〕将明矾捣烂放入猪胆内，烘干，研末，再将冰片研末混合，过滤，制成
猪胆粉剂。用时，先用双氧水清洗干净患耳，并用棉球擦拭干净脓液，
然后用细管将猪胆粉剂吹进耳内。每 3 天用药 1 次。

〔**功效**〕清热解毒，消肿止痛。

〔**主治**〕化脓性中耳炎。

〔**组成**〕胡桃仁 5 个，冰片 5 克。

〔**用法**〕将胡桃仁加压挤油放在碗内，放入冰片浸泡，使其溶解。用时将患耳清
洗干净，用棉球擦拭干净，将此油滴于耳内，每日 2 次，10 天可愈。

〔**功效**〕清热解毒。

〔**主治**〕急性化脓性中耳炎。

〔**组成**〕金银花叶（小叶）数片。

〔**用法**〕加食盐少许一同捣烂，取汁滴入耳内。

〔功效〕清热解毒。

〔主治〕急性中耳炎。

方十四

〔组成〕白果仁油、冰片各适量。

〔用法〕加冰片调匀，滴入耳内，每日 2~3 次。

〔功效〕清热解毒，消炎止痛。

〔主治〕急性中耳炎。

方十五

〔组成〕鲜薄荷少许。

〔用法〕将薄荷叶洗净，晾干，捣烂，取汁滴入耳内。也可用薄荷油。

〔功效〕清热解毒。

〔主治〕急性中耳炎。

方十六

〔组成〕虎耳草叶、冰片各适量。

〔用法〕将虎耳草叶洗净，晾干，绞汁。将冰片研末，同虎耳草汁搅匀，取汁滴入耳中，每日 3~5 次。

〔功效〕清热解毒。

〔主治〕急性中耳炎。

方十七

〔组成〕枯矾 50 克，冰片 0.5 克。

〔用法〕研细，吹入耳内或用蒸馏水将其溶化，滴入耳内。

〔功效〕清热解毒，燥湿。

〔主治〕慢性中耳炎。

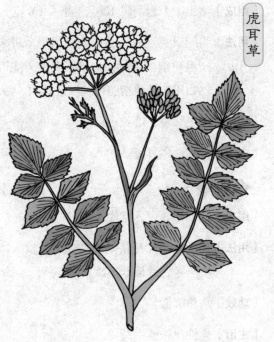

虎耳草

〔组成〕鲜菊花叶少许，冰片适量。

〔用法〕将鲜菊花叶洗净，晾干，捣烂取汁，加冰片研末，调匀滴入耳内。

〔功效〕清热解毒。

〔主治〕急性中耳炎。

鼻 衄

　　鼻衄，俗称鼻出血，是一种常见的临床症状，多为单侧出血，少数是双侧出血。出血量也各不相同，轻症仅鼻涕中带有血丝，严重时则会引发失血性休克。频繁出现鼻出血的状况，则有可能导致贫血。引发鼻出血的原因很多，既可能是鼻部疾病所致，也可能是全身疾病所致，如鼻损伤、鼻部炎症、出血性疾病、心血管系统疾病等都可能引发鼻出血。

止血方法 ···

　　用两根手指捏住鼻孔，向鼻中隔施加压力，要持续 5 分钟左右，在此期间用口腔呼吸，可自然止血。

治验偏方 ···

〔组成〕鲜大蓟根 50 克，鸡蛋 2 枚。

〔用法〕同煮，每日 1 剂，连服 5~7 天。

〔功效〕凉血止血。

〔主治〕鼻出血。

〔组成〕鲜生地 8 克，鲜艾叶 7 克，鲜荷叶、鲜侧柏叶各 9 克。

〔用法〕将上述 4 味加水煎服。

〔功效〕清热凉血，止血。

〔主治〕鼻出血。

〔组成〕鲜生地 30~50 克。

〔用法〕捣烂取汁，炖后温服，后以渣塞鼻。

〔功效〕清热凉血。

〔主治〕鼻出血。

〔组成〕生茅根 70 克。

〔用法〕加水煎煮，待凉后服用，也可加入白糖同服。

〔功效〕凉血止血。

〔主治〕鼻出血。

〔组成〕鲜荷叶 5 片。

〔用法〕绞烂，取汁服用，或加水煎服。

〔功效〕凉血止血。

〔主治〕鼻出血。

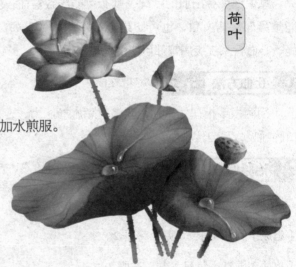

荷叶

〔组成〕鲜藕 500 克。

〔用法〕将鲜藕洗净，捣烂取汁，每日数次饮用。

〔功效〕清热凉血。

〔主治〕鼻出血。

〔组成〕刺儿菜疙瘩 1 个。

中医治验偏方大全

〔用法〕将其捣烂，加开水冲服。

〔功效〕凉血止血。

〔主治〕鼻出血。

——方 八——

〔组成〕鲜杜鹃花 50~80 克。

〔用法〕将杜鹃花加水 300~500 毫升，煎至 150~200 毫升，分 2 次服用。

〔功效〕祛风，除湿，止血。

〔主治〕鼻出血。

花具有活血、调经、祛风湿的功效，用于治疗月经不调、跌打损伤、风湿等症。

叶具有清热解毒、止血的功效，用于治疗痈肿疔疮、外伤出血等症。

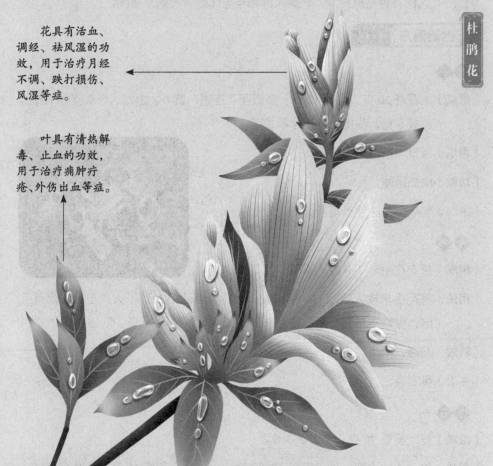

鼻窦炎

鼻窦炎又叫鼻渊或脑漏，是一种发生在上颌窦、筛窦、额窦和蝶窦等部位的化脓性炎症，常常与鼻炎同时发生。可发生在一个鼻窦，也可几个鼻窦同时发生炎症。如果一侧或两侧所有的鼻窦都发炎，就叫一侧或双侧全鼻窦炎。鼻窦炎可分为急性和慢性两大类，其中慢性鼻窦炎发病率相对较高。预防本病包括增强体质，避免感冒和及时治疗鼻内疾病，经久不愈者可考虑手术治疗。

 好发人群 ...

所有人群都容易患此病，低龄人群和年老体弱者发病率更高。

 治验偏方 ...

——方 一——

〔组成〕生石膏 30 克，桑叶 12 克，金银花、连翘、黄芩、山栀、合欢皮各 10 克，葛根 6 克，陈皮 5 克，甘草 3 克。

〔用法〕每日 1 剂，水煎服。

〔功效〕清热排脓。

〔主治〕郁热型化脓性鼻窦炎。

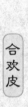

合欢皮

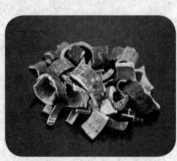

——方 二——

〔组成〕带衣花生米 7~8 粒。

〔用法〕将花生米放入铁罐内，用纸糊口，中间开小孔，置于火炉上，候烟从孔出，令烟熏鼻孔，至烟尽为止。每日 1 次，连用 30 日。

〔功效〕润肺，消炎。

〔主治〕鼻窦炎。

——方 三——

〔组成〕鲜大蓟根 90 克，鸡蛋 2~3 枚。

〔用法〕将上 2 味洗净，加水同煮，鸡蛋熟后去壳再入锅煮 10 分钟，吃蛋喝汤。每日 1 剂。忌辛辣等刺激性食物。

〔**功效**〕滋阴润燥，祛瘀消肿。

〔**主治**〕鼻窦炎。

〔**组成**〕辛夷花适量，葱汁少许。

〔**用法**〕将辛夷花研为细末，以葱汁调匀，用药棉蘸药剂塞入鼻内。每日 1~2 次。

〔**功效**〕祛风通窍。

〔**主治**〕鼻窦炎，鼻炎。

〔**组成**〕丝瓜花 10 克，辛夷花 3 克。

〔**用法**〕将上 2 味放入杯中，用沸水冲泡，代茶饮用。每日 2~3 剂。

〔**功效**〕清热解毒，祛风通窍。

〔**主治**〕鼻窦炎。

〔**组成**〕干丝瓜蒂 5 个。

〔**用法**〕将丝瓜蒂烧炭，研为细末，用白酒冲服。每日 2 剂，连服 10 日。

〔**功效**〕杀虫，消肿。

〔**主治**〕急性鼻窦炎。

〔**组成**〕孩儿茶适量。

〔**用法**〕将孩儿茶研为细末，每取适量吹入鼻内。每日 2~3 次。

〔**功效**〕清热化痰，消肿排脓。

〔**主治**〕鼻窦炎。

〔**组成**〕白芷 30 克。

〔**用法**〕将白芷研为细末，每服 3 克，另取少许吹入鼻内。每日 1~2 次。

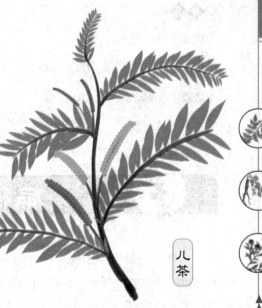

儿茶

〔功效〕祛风胜湿，消肿排脓。

〔主治〕急性鼻窦炎。

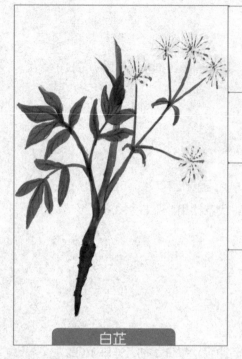

白芷

入药部位

植物的干燥根。

性味归经

辛，温。归肺、脾、胃经。

功效

解表散寒，祛风止痛，宣通鼻窍，
燥湿止带，消肿排脓。

主治

用于感冒头痛、眉棱骨痛、鼻塞
流涕、鼻衄、鼻渊、牙痛、带下、
疮疡肿痛等。

方 九

〔组成〕蜂房适量。

〔用法〕将蜂房洗净，撕碎，放入口中嚼烂，吐出残渣，咽下汁液。每日 3 次。

〔功效〕祛风，攻毒，杀虫。

〔主治〕鼻窦炎。

扁桃体炎

　　扁桃体炎是发生于腭扁桃体的一种非特异性炎症，有急性和慢性之分。急性扁桃体炎主要由细菌感染引起，常见致病菌为溶血性链球菌、葡萄球菌和肺炎双球菌。细菌通过空气飞沫、食物或直接接触而传染。慢性扁桃体炎多由扁桃体炎的急性反复发作或隐窝引流不畅，细菌在隐窝内繁殖而导致。也可继发于某些急性传染病，如猩红热、麻疹、白喉等。扁桃体炎的反复发作，除可引起明显的局部症状外，还会成为身体的一个重要隐患，在某些诱发因素存在的情况下，促使发生各种疾病或原有疾病发生恶化，特别是儿童时期慢性扁桃体炎的反复发作，容易合并风湿病、肾小球肾炎、风湿性心脏病等，应当引起重视。

 发病时间 ••••

扁桃体炎好发于春秋季节，通常与急性咽炎同时发生。

 治验偏方 ••••

━◆ 方 一

〔**组成**〕冰片 1.5 克，朱砂 1.8 克，玄明粉、硼砂各 15 克。

〔**用法**〕共研极细末。吹、搽患处。病甚者每日 5~6 次。

〔**功效**〕清热解毒，祛腐生肌。

〔**主治**〕喉癣，喉痹，扁桃体炎，重舌，木舌，紫舌，口舌生疮，牙痛。

━◆ 方 二

〔**组成**〕硼砂 15 克，明雄黄、朱砂各 3 克，赤石脂 6 克（夏天用 9 克），儿茶、血竭花各 1.5 克，冰片 0.4 克，薄荷霜 0.1 克。

〔**用法**〕先将前 6 味研细，再加冰片、薄荷霜，共研为极细末，装入瓶内备用，每日吹撒患处 3~4 次。

〔**功效**〕清热解毒，通络散结，消肿止痛，化腐生肌。

〔**主治**〕咽、喉、扁桃体、齿龈等部位红肿疼痛。

━◆ 方 三

〔**组成**〕成熟大黄瓜 1 根，明矾适量。

〔**用法**〕将黄瓜切开顶端，挖去瓜瓤及种子，内中填满明矾，再将原盖覆上，使用竹签将其固牢，用网线袋将瓜装起，挂在阴凉通风处。15 日左右，瓜皮上就会出现白霜，用洁净毛刷扫下，装入瓶中。用时取适量吹喉，每日多次，亦可咽下。

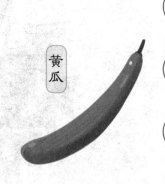

黄瓜

〔**功效**〕清热解毒，利水消炎。

〔**主治**〕扁桃体炎，咽喉炎肿痛。

—方 四—

〔组成〕梨 3 个，蜂蜜 45~55 克。

〔用法〕将梨洗净，去皮、核，捣烂滤渣，在汁液中加入蜂蜜，加适量冷开水搅拌均匀，徐徐饮服，每日 1 剂，连服 5 日。

〔功效〕清热解毒，润肺利咽。

〔主治〕急性扁桃体炎。

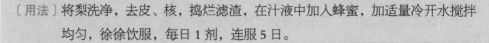

—方 五—

〔组成〕蒲公英 60 克，大青叶 30 克，黄芩 24 克，丹皮、赤芍各 12 克，甘草 6 克。

〔用法〕每日 1 剂，水煎，分 3 次服用。重症可每日 2 剂，分 6 次服用。

〔功效〕清热解毒，活血消肿。

〔主治〕急性化脓性扁桃体炎。

—方 六—

〔组成〕鲜刺苋菜 50 克，白糖或蜂蜜适量。

蒲公英

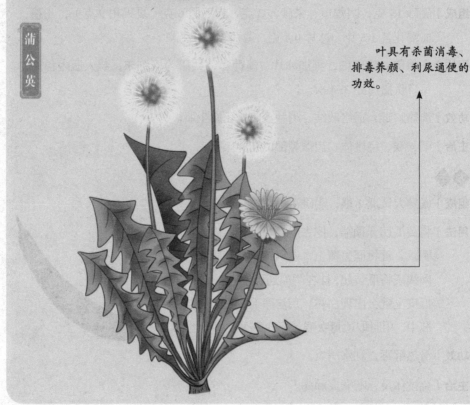

叶具有杀菌消毒、排毒养颜、利尿通便的功效。

〔用法〕将刺苋菜洗净切碎，放锅内加水 1000 毫升煮，调入白糖或蜂蜜饮服。每日 2 剂。

〔功效〕清热解毒，消肿。

〔主治〕扁桃体炎，咽喉肿痛。

 方七

〔组成〕竹叶菜 80~100 克。

〔用法〕水煎服，每日 1 剂。或取竹叶菜捣烂绞汁，每服 10 克，以温水冲服，每日 3 次。

〔功效〕清热解毒，利水凉血。

〔主治〕扁桃体炎，咽喉炎，腮腺炎等。

 方八

〔组成〕金莲花 12~15 克。

〔用法〕将金莲花放入杯中，滚开水冲泡，代茶饮用。每日 2 剂。

〔功效〕清热解毒。

〔主治〕急性扁桃体炎。

 方九

〔组成〕合欢花 20~25 克，白糖 15~20 克。

〔用法〕将合欢花放入杯中，加入白糖，开水冲泡，代茶饮用，每日 1 剂。

〔功效〕疏肝理气，消肿止痛。

〔主治〕急性扁桃体炎。

 方十

〔组成〕芦根 30~35 克，橄榄 5 枚。

〔用法〕将上 2 味加水煎煮，取汁，代茶饮用，每日 1 剂。

〔功效〕清热解毒，生津利咽。

〔主治〕急性扁桃体炎。

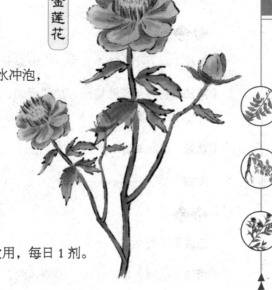

金莲花

咽　炎

咽炎是一种发生在咽部的非特异性炎症，是各种微生物感染咽部而产生炎症的统称。该病既可单独存在，又可与鼻炎、扁桃体炎及喉炎并存，并可能是某些疾病的前驱症状。咽炎可分为急性咽炎和慢性咽炎，症状通常表现为咽部干燥、灼热、疼痛，吞咽时疼痛更明显，咽部也容易充血膨胀。

 发病时间 ····

咽炎多发生在秋冬季节，在冬春之交也常发生。

治验偏方 ····

─ 方 一 ─

〔组成〕水发海带 500 克，白糖 250 克。

〔用法〕将海带漂洗干净，切丝，放锅内加水适量煮熟，捞出，放在小盆里，拌入白糖腌渍 1 天后即可。食用，每日 2 次，每次 50 克。

〔功效〕软坚散结。

〔主治〕慢性咽炎。

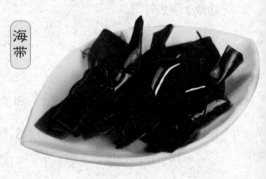

海带

─ 方 二 ─

〔组成〕鲜万年青叶 3~5 片，醋 50 毫升。

〔用法〕将万年青叶捣汁，加醋混匀，入口频频含咽。

〔功效〕清热解毒，化瘀止血。

〔主治〕咽喉肿痛。

─ 方 三 ─

〔组成〕瓜蒌 2~3 个。

〔用法〕切碎，取其汁液，慢慢饮服，每天 2~3 次。

〔功效〕清热化痰，润燥散结。

中医治验偏方大全

〔**主治**〕慢性咽炎。

〔**组成**〕半枝莲 50~60 克。

〔**用法**〕当茶，用开水冲泡饮。服此方时，忌酒。

〔**功效**〕清热解毒，化瘀止血。

〔**主治**〕慢性咽炎，咽喉疼痛，痈肿。

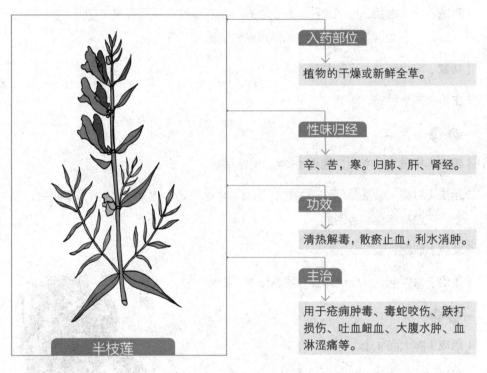

入药部位

植物的干燥或新鲜全草。

性味归经

辛、苦，寒。归肺、肝、肾经。

功效

清热解毒，散瘀止血，利水消肿。

主治

用于疮痈肿毒、毒蛇咬伤、跌打损伤、吐血衄血、大腹水肿、血淋涩痛等。

半枝莲

〔**组成**〕鲜荸荠 500 克。

〔**用法**〕将荸荠洗净，去皮切碎，用干净纱布滤渣，取汁，每次饮不定量。

〔**功效**〕清热解毒，生津止渴。

〔**主治**〕慢性咽炎。

〔**组成**〕鲜橄榄 4 枚，鲜芦根 35 克。

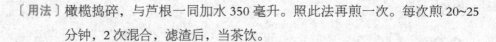

〔用法〕橄榄捣碎，与芦根一同加水 350 毫升。照此法再煎一次。每次煎 20~25 分钟，2 次混合，滤渣后，当茶饮。

〔功效〕清热，解毒，利咽。

〔主治〕肺热盛引起的咽喉肿痛、痰涎壅盛。

〔组成〕橄榄或青果 3 枚，白萝卜 25 克。

〔用法〕含口内嚼，徐咽其汁。每次 2 枚，每日 3 次。或用青果（切开）3 枚与白萝卜 25 克同放入锅中煎，连汤带肉服。

〔功效〕清热解毒，止咳利咽。

〔主治〕咽喉肿痛，咳嗽。

〔组成〕橄榄 50~70 克，酸梅 15 克，白糖适量。

〔用法〕橄榄、酸梅分别洗净去核，加水 700 毫升，文火煮 30 分钟，滤渣后，加白糖溶化。当茶饮。

〔功效〕解毒，利咽。

〔主治〕急性咽炎，扁桃体炎，咳嗽痰多，酒醉烦渴。

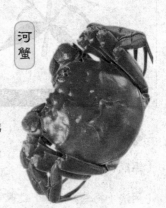

河蟹

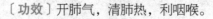

〔组成〕胖大海 4 个，冰糖少许。

〔用法〕将胖大海与冰糖一同放入大容量杯中，加沸水 300 毫升，盖好。泡 30 分钟左右，即可当茶饮。

〔功效〕开肺气，清肺热，利咽喉。

〔主治〕咽喉干燥疼痛，牙龈肿痛，大便秘结。

〔组成〕大河蟹 1 只，生地 30~35 克，调料适量。

〔用法〕将河蟹洗净，剪去尖爪，去蟹脐，去内脏，放入砂锅中，加水 450 毫升，大火煮沸。再将生地洗净切片，和姜片一起放入，转用文火煮透，放入精盐和麻油。分2次服用，共服3天。

〔功效〕清热凉血，养阴生津。

〔主治〕急性咽喉炎，咽喉肿痛，饮食滞塞。

〔组成〕鲜苇茎35克，生橄榄（去核）4枚。

〔用法〕将上2味一起加水煎服。单用芦苇根亦可。代茶饮用。

〔功效〕清肺胃之热，除烦渴。

〔主治〕急性咽喉炎。

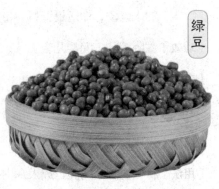

绿豆

〔组成〕鲜藕片10克，粳米15克，绿豆45克，白糖适量。

〔用法〕将藕片、粳米、绿豆全放入锅中，加水1100毫升，大火煮沸，文火慢熬成粥，加白糖，调匀。分2~3次空腹服。

〔功效〕清热凉血，解毒。

〔主治〕急性咽喉炎，口腔炎，鼻衄，目赤热痛。

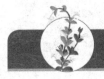

喉 炎

当喉部黏膜受到病菌感染或用声不当时，容易患上喉炎。喉炎是一种呼吸道常见的感染性疾病，分为急性喉炎和慢性喉炎，其中，急性喉炎常继发于急性鼻炎和急性咽炎，慢性喉炎则往往出现在急性喉炎反复发作、迁延不愈之后。喉炎的症状通常为声音嘶哑、喉部疼痛、咳嗽、呼吸困难等。

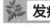 **发病时间** ····

喉炎多发于冬春季节。

治验偏方

方 一

〔组成〕罗汉果 1 个，猪肺 300 克，常用调料少许。

〔用法〕将猪肺洗净，切块，挤出泡沫，罗汉果切成小块。将上 2 味都放入锅内，
加水煮汤，加适量调料，每日 1 剂。

〔功效〕滋阴润肺，润喉开音。

〔主治〕肺肾阴虚型慢性喉炎。

方 二

〔组成〕生橄榄 25 枚，冰糖 60 克。

〔用法〕将橄榄洗净捣碎，放入锅内煮，加入冰糖，每日 1 剂，分 3 次服用。

〔功效〕清热润肺，利喉开音。

〔主治〕肺肾阴虚型慢性喉炎。

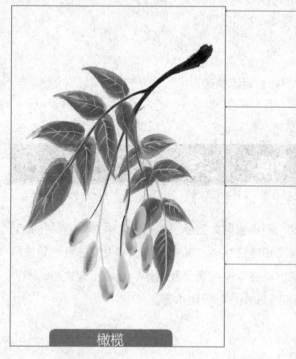

橄榄

入药部位

植物的近成熟果实。

性味归经

甘、酸、涩，凉。归肺、胃经。

功效

清肺利咽，开胃生津，解毒。

主治

用于咳嗽痰血、咽喉肿痛、食欲
不振、暑热烦渴等。

〔组成〕橄榄、绿茶各 8 克，胖大海 4 枚，蜜糖 10 克。

〔用法〕将橄榄放入锅中煎汤，再将绿茶、胖大海放入杯中，加橄榄汤冲泡，待温热后，加入蜜糖，代茶饮用，每日 1 剂，连服 1 个月。

〔功效〕清热润肺，利喉开音。

〔主治〕肺肾阴虚型慢性喉炎。

〔组成〕玉竹 25~35 克，新鲜橄榄（连核）50 克，瘦猪肉 100~130 克，调料少许。

〔用法〕上几味共同放入锅中加水煮熟，吃肉喝汤。每日 1 剂。

〔功效〕滋阴润肺，利喉生津。

〔主治〕脾肺气虚型慢性喉炎。

〔组成〕山楂 40 克，陈皮 20 克，红糖少许。

〔用法〕将上 3 味加水煎服，每日 1 剂。

〔功效〕活血祛瘀，行气祛痰。

〔主治〕气滞血瘀型慢性喉炎。

〔组成〕无花果 35 克，橄榄 3 枚，冰糖少许。

〔用法〕将上几味加水煎汤，代茶饮用，每日 1 剂，连服 5 日。

〔功效〕疏风清热，利喉开音。

〔主治〕风热型急性喉炎。

〔组成〕金银花 10 克，连翘 15 克，胖大海 7 枚，冰糖适量。

〔用法〕将上几味放入杯中，加沸水冲泡，

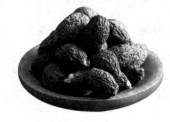

代茶饮用，每日 1 剂。

〔功效〕清热解毒，消肿散结，利喉。

〔主治〕风热型急性喉炎。

 方 八

〔组成〕生姜 70 克，白萝卜 150 克。

〔用法〕将上 2 味洗净，全部切碎捣烂，取其汁液，频频含漱，再咽下。每日 1 剂。

〔功效〕疏风散寒，利肺开音。

〔主治〕风寒型急性喉炎。

 方 九

〔组成〕葱白 20 克，生姜、紫苏叶各 10 克。

〔用法〕将其按常法加水煎服，每日 1 剂。

〔功效〕疏风散寒，润肺开音。

〔主治〕风寒型急性喉炎，慢性咽炎。

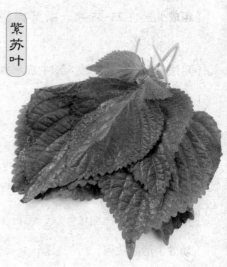

紫苏叶

 方 十

〔组成〕稻草 1 撮，醋少许。

〔用法〕将稻草烧灰，研粉加醋调匀，擦入鼻中或灌入喉中，吐出痰涎即愈。

〔功效〕解毒利咽。

〔主治〕喉炎，咽炎，咽喉肿痛。

方 十一

〔组成〕鲜藕汁 130 毫升，蜂蜜 40 克。

〔用法〕将上 2 味搅拌均匀，1 次服下，每日服 2 次。

〔功效〕清热凉血，润燥。

〔主治〕咽喉干痛，皮肤干燥，毛发枯黄。

〔组成〕瑞香花（蓬莱花）及根各 12 克。

〔用法〕将瑞香的花和根都洗净捣烂，加沸水泡开，滤渣取汁服用。

〔功效〕祛风，活血，止痛。

〔主治〕咽喉肿痛，牙痛，风湿痛。

〔组成〕绿豆芽 60 克，木蝴蝶 8~10 克，冰糖适量。

〔用法〕将绿豆芽和木蝴蝶、冰糖一起放入杯中，加沸水 150 毫升，浸泡 10~12 分钟。代茶饮用。

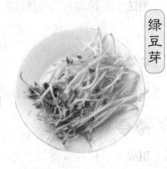

绿豆芽

〔功效〕清肺利咽。

〔主治〕声音嘶哑，咽喉干痛，咳嗽。

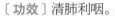

口腔溃疡

口腔溃疡俗称口疮，是较为常见的口腔黏膜的溃疡性损伤病症，唇内侧、舌头、舌腹、颊黏膜、前庭沟、软腭等部位均可能发生。发作时会有剧烈的疼痛，局部有灼痛感，严重时会影响到饮食、说话，还可能并发口臭、慢性咽炎、头痛、乏力、发热等症状。

好发人群 ····

所有人群都易发，其中 10~30 岁人群发病率相对较高。

治验偏方 ····

〔组成〕干地黄、麦冬各 15 克，熟地黄、天门冬各 12 克，黄芩、石斛各 10 克，茵陈、枇杷叶、甘草各 9 克，枳壳、黄连、桔梗各 6 克。

〔用法〕每日 1 剂，水煎，分 2 次服用。小儿量酌减。

〔功效〕滋阴生津，清热解毒。

〔主治〕偏热型口腔溃疡。

 方 二

〔组成〕蜂蜜、可可粉各适量。

〔用法〕用蜂蜜将可可粉调成糊状，每次取适量送入口中，徐徐吞咽即可，每日
3~5 次，连服 5 日。

〔功效〕滋阴润燥。

〔主治〕阴虚火旺引起的口腔溃疡。

 方 三

〔组成〕金银花 8 克，生甘草 3 克。

〔用法〕将上 2 味置入杯中，以沸水冲泡，代茶饮，每日 1 剂。

〔功效〕清热解毒，祛痰润肺。

〔主治〕心火上炎引起的口腔溃疡。

 方 四

〔组成〕玫瑰花适量。

〔用法〕将玫瑰花研为细末待用。每取少许吹
入口腔溃疡面，每日 3 次。

茶叶

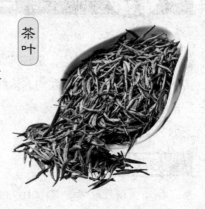

〔功效〕理气活血。

〔主治〕口腔溃疡。

 方 五

〔组成〕茶叶 1 小袋。

〔用法〕将煮沸的茶叶水冷却后，涂在嘴唇的疱疹处；或者将 1 小袋茶叶放在水
中煮沸，然后取出冷却，贴附在嘴唇疱疹处。4~5 天后，炎症即可消退。

〔功效〕消炎止痛。

〔主治〕疱疹病毒引起的嘴唇疱疹。

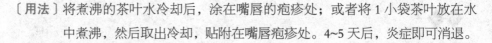

中医治验偏方大全

方 六

〔组成〕生黄芪 25 克，青黛粉 6 克，
　　　　蒲公英、麦冬、北沙参、玄
　　　　参各 12 克，怀山药、生地各
　　　　15 克，白术 10 克。

〔用法〕水煎服,每日 1 剂,分 2 次服用。

〔功效〕滋阴降火，清热解毒，托疮
　　　　生肌。

〔主治〕复发性口疮。

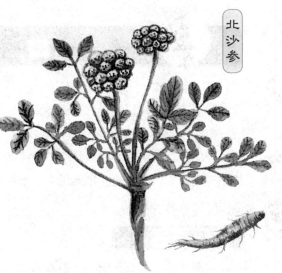
北沙参

 方 七

〔组成〕柿霜 100 克，白糖 30 克。

〔用法〕将上 2 味置入锅内，搅拌均匀，加适量水，用文火熬至黏稠起丝后，倒
　　　　入涂有熟素油的瓷盘内，均匀摊开后，用刀划成小块，待冷，装瓶备用。
　　　　每日取适量食用。

〔功效〕清热，润燥。

〔主治〕心火上炎引起的口腔溃疡。

 方 八

〔组成〕生地 8 克，莲子心、甘草各 6 克。

〔用法〕水煎服，每日 1 剂，连服 7 日。

〔功效〕滋阴泻火。

〔主治〕阴虚火旺引起的口腔溃疡。

 方 九

〔组成〕莲子心 3 克，栀子 10 克，连翘、甘草各 6 克。

〔用法〕将上几味放入杯中，以沸水浸泡，代茶饮，每日 1 剂，连服 3 日。

〔功效〕清泻心火。

〔主治〕心火上炎引起的口腔溃疡。

口　臭

口臭主要是由口腔局部疾患导致的，通常也是某些严重系统性疾病的口腔表现，如龋齿、牙周炎、牙龈炎等口腔疾病，都容易使口腔内细菌滋生，从而导致口臭。要消除口臭，就要积极治疗口腔疾病，并坚持早晚刷牙、饭后漱口，可以用牙刷轻刷舌头表面，能够祛除舌头上堆积的细菌，同时建议定期到医院洗牙，口臭症状能够得到缓解。

 好发人群 ····

口臭发病率很高，所有人群都易发，口腔卫生差，以及患有鼻炎、咽喉炎或者糖尿病等全身性疾病者发病率尤其高。

 治验偏方 ····

 方 一

〔组成〕莲子心 3~5 克。

〔用法〕将莲子心放入杯中，以沸水冲泡，代茶饮，每日 1~2 剂。

〔功效〕清心泻火。

〔主治〕口臭。

方 二

〔组成〕荷叶 5~7 克。

〔用法〕将荷叶放入杯中，用沸水冲泡，候凉，代茶饮用。每日 2 剂。

〔功效〕清暑利湿，开胃消食。

〔主治〕口臭。

桂花

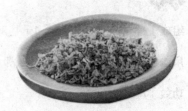

方 三

〔组成〕桂花 3 克，绿茶或红茶 1 克。

〔用法〕将上 2 味放入杯中，用沸水冲
　　　泡，候温，含漱后徐徐咽下，

中医治验偏方大全

每日 1~2 剂。

〔功效〕芳香辟秽，解毒除臭。

〔主治〕口臭，牙痛。

方 四

〔组成〕鲜芦根 30~50 克，冰糖适量。

〔用法〕水煎服。每日 1 剂。

〔功效〕清热泻火，降浊除烦。

〔主治〕口臭。

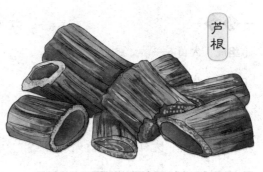
芦根

方 五

〔组成〕茶叶适量。

〔用法〕将茶叶放入口中，细细咀嚼，可暂时消除口臭。每日数次。

〔功效〕清热解毒，化痰消食。

〔主治〕口臭。

方 六

〔组成〕公丁香（未开放的花蕾）1~2 粒。

〔用法〕将公丁香含于口中（时时含之）。

〔功效〕芳香除秽。

〔主治〕口臭。

 # 牙 痛

引发牙痛的原因有很多，例如牙龈炎、牙周炎、龋齿或牙断裂，都可能导致牙神经感染引起剧烈疼痛。牙痛会伴随牙龈肿胀、面颊肿胀、口渴、口臭、咀嚼困难等状况，且常常时痛时止，遇到冷热刺激会应激疼痛等。

好发人群

牙痛发病率极高，不注重口腔卫生、生活压力大、饮食不恰当等人群容易出现牙痛。

治验偏方

—— 方 一 ——

〔组成〕大黄 5~8 克，蜈蚣 1 条。

〔用法〕将上 2 味共研成细粉，倒入温开水冲服，1 次服完。孕妇不可服用。

〔功效〕泻火解毒。

〔主治〕牙痛，尤其适用于胃火牙痛。

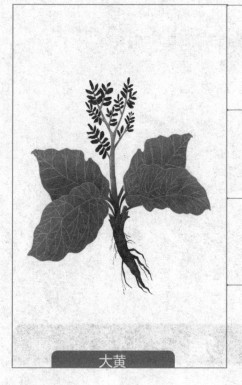

大黄

入药部位

植物的根或根茎。

性味归经

苦，寒。归脾、胃、大肠、肝、心包经。

功效

泻下攻积，清热泻火，凉血解毒，活血祛瘀。

主治

用于肠道积滞、大便秘结、血热吐衄、目赤、咽痛、牙龈肿痛等。

—— 方 二 ——

〔组成〕扁竹蓼 100 克。

〔用法〕每日 1 剂，水煎，分 3 次服用。

〔**功效**〕清热杀虫。

〔**主治**〕牙痛。

〔**组成**〕花椒 15 克，白酒 50 克。

〔**用法**〕将花椒泡在酒内 10~15 天，过滤去滓。用棉球蘸药酒塞蛀孔内可止痛。一般牙痛用药酒漱口亦有效。

〔**功效**〕消炎镇痛。

〔**主治**〕虫蛀牙痛。

〔**组成**〕白菜根疙瘩 1 个。

〔**用法**〕将白菜根疙瘩洗净，捣烂后用纱布挤汁。左牙痛滴汁入左耳，右牙痛滴汁入右耳。

〔**功效**〕清热，散风。

〔**主治**〕风火牙痛。

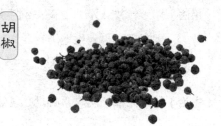

胡椒

〔**组成**〕胡椒、绿豆各 10 粒。

〔**用法**〕将胡椒、绿豆用布包扎，砸碎，以纱布包成一小球，痛牙咬定，涎水吐出。

〔**功效**〕清热，止痛。

〔**主治**〕因炎症和龋齿所引起的牙痛。

〔**组成**〕黑豆、黄酒各适量。

〔**用法**〕以黄酒煮黑豆至稍烂。取其液漱口多次。

〔**功效**〕消肿止痛。

〔**主治**〕热盛引起的牙痛、牙龈肿痛。

〔**组成**〕芒硝 3 克。

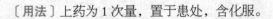

〔用法〕上药为 1 次量，置于患处，含化服。

〔功效〕泻火润燥。

〔主治〕牙痛。

——方 八——

〔组成〕鲜丝瓜 500 克，鲜姜 100 克。

〔用法〕将丝瓜洗净切段，姜洗净切片，2 味加水共煎煮 3 小时，每日饮汤 2 次。

〔功效〕清热，消肿，止痛。

〔主治〕牙龈肿痛，口干鼻涸，鼻膜出血（流鼻血）。

——方 九——

〔组成〕生地 50 克，鸭蛋 2 枚，冰糖 5 克。

〔用法〕用砂锅加入清水 2 碗浸泡生地半小时，将鸭蛋洗净同生地共煮，蛋熟后剥去皮，再入生地汤内煮片刻，服用时加冰糖调味。吃蛋饮汤。

〔功效〕清热，生津，养血。

〔主治〕风火牙痛，阴虚手心足心发热等。

——方 十——

〔组成〕生地、熟地各 30 克，玄参、金银花各 15 克，骨碎补 9 克，细辛 3 克。

〔用法〕每日 1 剂，水煎服。

〔功效〕补肾益阴。

〔主治〕阴虚火旺引起的牙痛。

——方 十 一——

〔组成〕木鳖子 1 个，醋适量。

〔用法〕将木鳖子去壳取仁磨醋，取汁擦涂患处。

〔功效〕消肿止痛。

〔主治〕风牙肿痛。

〔组成〕白芷 30 克，冰片 0.6 克。

〔用法〕白芷研成细末，加冰片放入牙洞内或牙缝中。

〔功效〕散寒祛湿，止痛，排脓。

〔主治〕各种牙痛。

〔组成〕荔枝 1 枚。

〔用法〕连壳烧煅成灰，研末擦牙。

〔功效〕消肿止痛。

〔主治〕牙痛。

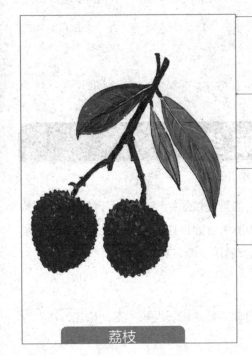

荔枝

入药部位

植物的果实。

性味归经

甘、酸，温。归心、肝、脾经。

功效

养血，生津，理气，止痛，除口臭。

主治

用于病后体虚、津伤口渴、脾虚泄泻、呃逆、食少、瘰疬、疔肿、外伤出血等。

〔组成〕皂角子、醋各适量。

〔用法〕将皂角子研为细末，分 2 份，用棉花裹药末如弹子大，用醋煮热，交替熨患处，每日熨 3~5 次。

〔功效〕杀虫止痛。

〔主治〕风火牙痛。

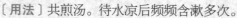

— 方 十 五 —

〔组成〕空心菜根 200 克，醋、水各 250 克。

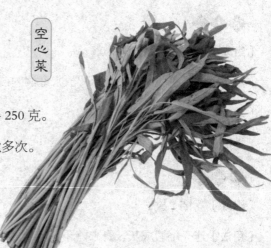

空心菜

〔用法〕共煎汤。待水凉后频频含漱多次。

〔功效〕清热止痛。

〔主治〕龋齿牙痛。

— 方 十 六 —

〔组成〕冰糖 100 克。

〔用法〕清水 1 碗放入锅内，下冰糖煮溶，至只剩半碗水即成。一次饮完，每日 2 次。

〔功效〕清热，润肺。

〔主治〕虚火上升引起的牙痛。

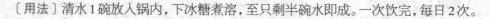

牙龈炎

牙龈炎是一种牙龈组织病变，最常见的是慢性龈缘炎，是龈牙结合部堆积的牙菌斑及其中的有害物质长期作用于牙龈所引发的炎症。牙龈炎会导致刷牙或咬硬物时牙龈出血，部分患者会感觉牙龈局部肿胀、痒，有时伴随口臭。

好发人群 ····

牙龈炎在 3~5 岁时即有可能发生，随着年龄的增长发病率逐渐增加，在青春期达到高峰，患者中男性略多于女性。

治验偏方 ····

— 方 一 —

〔组成〕芥菜秆适量。

〔用法〕芥菜秆烧焦存性，研为细末。涂抹患处。

〔功效〕清热消肿，止痛。

〔主治〕牙龈发炎，红肿疼痛。

 方 二

〔组成〕芝麻秆根适量。

〔用法〕熬水漱口，以不痛为度。

〔功效〕清热解毒。

〔主治〕牙龈炎，齿龈红肿、易出血，牙周炎。

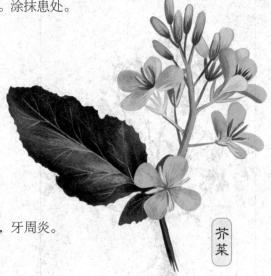

芥茱

 方 三

〔组成〕青松果 8 个，好醋 250 毫升。

〔用法〕用醋煎青松果，沸腾数次。待煎液凉后漱口，每次漱 8~10 分钟，连漱 5~6 次。

〔功效〕清热凉血，止血。

〔主治〕牙龈出血。

 方 四

〔组成〕鲜磨盘草根适量，醋少许。

〔用法〕将鲜磨盘草根洗净，切细，放入醋中浸泡 50~70 分钟，用布裹住放在嘴里。

〔功效〕解毒祛风，散瘀止血。

〔主治〕牙龈出血。

方 五

〔组成〕马齿苋 50~80 克。

〔用法〕加水煎服。

〔功效〕清热解毒。

〔主治〕牙龈炎，齿龈红肿，牙龈出血。

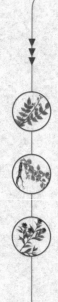

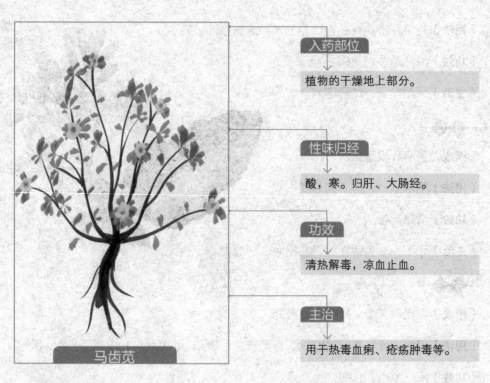

入药部位

植物的干燥地上部分。

性味归经

酸，寒。归肝、大肠经。

功效

清热解毒，凉血止血。

主治

用于热毒血痢、疮疡肿毒等。

马齿苋

 方 六

〔组成〕鲜香菜 80 克，醋适量。

〔用法〕香菜放入冷开水中洗净，捣烂浸入醋中。取醋液含在口中，5~8 分钟后吐出，每日含 4 次。

〔功效〕清热利尿，消肿解毒。

〔主治〕牙龈出血。

 方 七

〔组成〕金银花 15 克，白芷 6 克。

〔用法〕水煎服。

〔功效〕清热解毒，排脓止痛。

〔主治〕牙龈炎，齿龈红肿、易出血。

 方 八

〔组成〕山慈菇根茎适量。

中医治验偏方大全

〔**用法**〕水煎漱之。

〔**功效**〕清热解毒，化痰。

〔**主治**〕牙龈炎，齿龈红肿、易出血。

 方 九

〔**组成**〕西瓜霜 6 克，冰片 0.6 克。

〔**用法**〕研末，搽患处。

〔**功效**〕清热，凉血，解毒，消炎。

〔**主治**〕牙龈炎，齿龈红肿、易出血。

牙周炎

牙周炎是一种牙周组织遭到破坏产生的慢性炎症，通常是长期存在的慢性牙龈炎向深部牙周组织扩散引发的。由于早期无症状或症状不明显，往往被忽视，一旦出现症状时就比较严重了，甚至会导致牙齿无法保留。牙周炎初期只会出现继发性牙龈出血或口臭等症状，随着炎症扩散，会产生牙周袋、牙周溢脓、牙齿松动等症状，还可能出现体温升高、全身不适等症状。

好发人群

牙周炎好发于不注重口腔卫生，以及长期吸烟、饮酒等人群，年龄在 35 岁以上者发病率较高。

治验偏方

 方 一

〔**组成**〕生地、连翘各 12 克，丹皮、升麻、当归、大黄各 10 克，黄连、竹叶各 6
　　　　克，生石膏（先下）30 克，天花粉 15 克。

〔**用法**〕每日 1 剂，水煎，分 2 次服用。

〔**功效**〕清热止痛。

〔主治〕急性牙周炎。

〔组成〕骨碎补 30 克，黑桑葚子（炒）、食盐（炒）各 15 克，胡桃（去皮，煨去油）24 克。

〔用法〕上药共研为细末。搽敷牙龈，每日早晚各 1 次。

〔功效〕益肾固齿，凉血泻火。

〔主治〕牙齿松动，牙龈红肿疼痛。

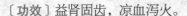

〔组成〕白酒 100 毫升，鸡蛋 1 枚。

〔用法〕将白酒倒入瓷碗内，用火点燃后，立即将鸡蛋打入酒中，不搅动，不放任何调料，待火熄蛋熟，晾凉后 1 次服下，每日 2 次。

〔功效〕清热止痛。

〔主治〕牙周炎。

〔组成〕滑石粉 18 克，甘草粉 6 克，朱砂面 3 克，雄黄、冰片各 1.5 克。

〔用法〕共研为细面，早晚刷牙后搽患处；或以 25 克药面兑 60 克生蜜，调和后早晚涂患处。

〔功效〕清热解毒，消肿止痛，化腐生肌，收敛止血。

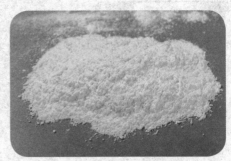

滑石粉

〔主治〕慢性牙周炎。

〔组成〕桃树皮、柳树皮各 4 克，白酒适量。

〔用法〕砂锅放入白酒，以文火煎煮桃、柳树皮，趁热含酒液漱口。当酒液含在口中凉后即吐出，每日漱数次。

〔功效〕清热止痛，祛风散肿。

〔主治〕风火牙痛和牙周发炎。

第六章

皮肤科治验偏方

癣

癣，即皮肤癣菌病，是由皮肤癣菌感染引起的常见传染性皮肤病，发病原因可能是自身免疫功能低下、皮肤长时间受水或汗液浸泡、皮肤黏膜损伤遭受真菌感染或患有其他皮肤病诱发癣病等。癣病按照发生部位的不同分为头癣、体癣、股癣、手癣、足癣和甲癣，主要症状有瘙痒、水疱、丘疹、脱皮等。甲癣有指（趾）甲变厚、变形以及变色等改变。皮肤癣菌病多发生在夏季，冬季少见，中医学记载的阴癣、圆癣、疠疡风、紫白癜风等类似于本病。

好发人群

免疫力低下、长期熬夜的人群容易受到真菌入侵，感染皮肤癣菌病。头癣多见于儿童，体癣、股癣多见于成年人，手足癣特别是足癣，在世界范围流行，男女比例并无差别，男性比女性更容易患甲癣。

治验偏方

——方一——

〔组成〕紫荆皮100克。

〔用法〕将药研为粗末，加水煎煮30分钟，用药液浸泡患部30分钟，每日2次。连续浸泡3日可治愈。

〔功效〕活血，通淋，解毒。

〔主治〕手癣。

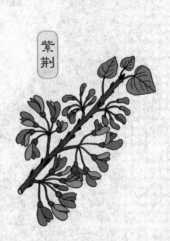

紫荆

——方二——

〔组成〕苦参、千只眼、千里光各100克，地肤子50克，苦胆3枚，酒精1000毫升。

〔用法〕将前4味药用75%酒精浸泡7天，取出，兑苦胆入内搅匀，外擦患处。

〔功效〕清热燥湿，祛风解表，活血散瘀，解毒止痒。

〔主治〕手癣。

中医治验偏方大全

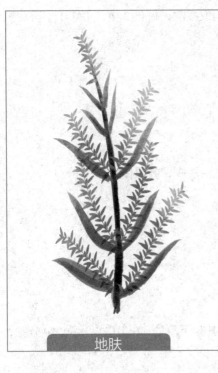

入药部位

植物的胞果。

性味归经

辛、苦，寒。归肾、膀胱经。

功效

清热利湿，祛风止痒。

主治

用于小便涩痛、阴痒带下、风疹、湿疹、皮肤瘙痒等。

地肤

 方 三

〔组成〕陈高粱（5年以上者）适量。

〔用法〕将陈高粱焙黄为细末。干涂患处。

〔功效〕温中，燥湿。

〔主治〕足癣。

 方 四

〔组成〕盐3000克。

〔用法〕蒸热倒在布上，将足裹紧，以足踏盐，令脚心热，以踏至盐不热为度。每晚1次。

〔功效〕凉血解毒。

〔主治〕足癣。

 方 五

〔组成〕米醋1000毫升。

〔用法〕将醋倒入盆内，加水 500 毫升。浸泡或浸洗，每日 2 次，每次 1 小时。

〔功效〕消炎杀菌。

〔主治〕足癣，湿疹等。

〔组成〕黄豆 150 克。

〔用法〕将黄豆砸成碎粒，加水煎煮。常用此法洗脚，效果良好。

〔功效〕除水湿，祛风热。

〔主治〕足癣，湿疹。

〔组成〕鲜侧柏叶 250 克，醋 500 毫升。

〔用法〕将鲜侧柏叶用醋煮沸，冷却即成。取其敷于患处，1 日 1 次，每次 20 分钟，1 周为 1 个疗程。

〔功效〕凉血解毒。

〔主治〕手足癣。

〔组成〕荸荠、米醋各适量。

〔用法〕荸荠去皮，切片，浸醋中，小火煎 10 分钟，待醋煎干后，将荸荠捣烂，用适量搽患处，每天 1 次。

〔功效〕解毒，杀虫，散瘀。

〔主治〕手足癣。

方 九

〔组成〕皂角刺 30 克，花椒 25 克，食醋 250 毫升。

〔用法〕将前 2 味放入食醋内，浸泡 24 小时即成。外用泡手脚，每晚临睡前泡 10~20 分钟。

〔功效〕清热解毒，止痒。

〔主治〕手足癣。

〔组成〕花椒适量。

〔用法〕用花生油煎花椒，去渣，候冷，敷患处。

〔功效〕杀虫，治癣。

〔主治〕头癣。

〔组成〕五倍子 30 克。

〔用法〕将五倍子煎汁，以米醋 120 克调和，涂之，初觉痛，1 日涂数次，连涂3 日。

〔功效〕杀虫治癣。

〔主治〕头癣。

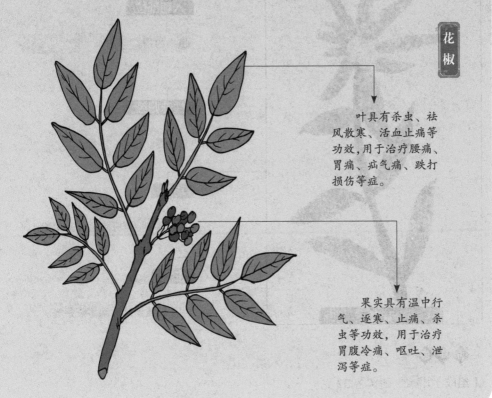

花椒

叶具有杀虫、祛风散寒、活血止痛等功效,用于治疗腰痛、胃痛、疝气痛、跌打损伤等症。

果实具有温中行气、逐寒、止痛、杀虫等功效,用于治疗胃腹冷痛、呕吐、泄泻等症。

第六章 皮肤科治验偏方

〔组成〕野菊花适量。

〔用法〕将野菊花根茎叶用清水洗净，按60克野菊花、500克水的比例，放在锅里煮1~2小时，去渣后用煎出的水洗头癣，洗时一定要把癣皮洗去，连洗3天。

〔功效〕解毒消肿，杀虫治癣。

〔主治〕头癣。

〔组成〕紫草9克，老芝麻油15克。

〔用法〕先将老芝麻油烧热，放入紫草炸焦后，放冷，把头癣痂洗净，再将油搽于患处，连搽数次。

〔功效〕凉血解毒。

〔主治〕头癣。

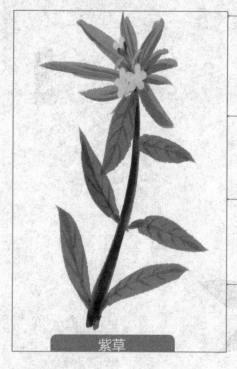

紫草

入药部位

植物的根。

性味归经

甘，寒。归心、肝经。

功效

清热通便，清肝除烦，杀虫消疮。

主治

用于热毒斑疹、热毒疮疡等。

〔组成〕川椒、硫黄各32克。

〔用法〕先将川椒焙干后再与硫黄共研为细末，装入瓶内备用。用时，以生姜断面蘸药粉搓擦患处 3~5 分钟，每天早晚各 1 次，晚上洗澡后再擦药。

〔功效〕清热解毒，杀菌止痒。

〔主治〕体癣。

〔组成〕黑豆皮、扁豆皮、蚕豆皮各等份。

〔用法〕三皮加水煮沸后，煎煮 30 分钟，待温，用软毛巾浸液敷患处，每日用 2 次，可连续使用。

〔功效〕清热，润燥，祛湿。

〔主治〕鱼鳞癣。

〔组成〕绿核桃（未成熟者，在白露节前摘取）适量。

〔用法〕将绿核桃用小刀刮去外面的薄皮，趁湿用力涂擦癣疮，每日 3~5 次。一般用 10 枚，约半个月可见效。或将绿核桃皮剥下晒干，煎水擦洗患部，亦有同等疗效。

〔功效〕祛腐生肌。

〔主治〕各种癣。

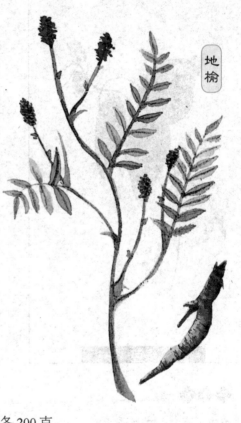

地榆

〔组成〕苦参、地榆、胡黄连、地肤子各 200 克。

〔用法〕上药用 75％酒精 1000 毫升浸泡 1 周，纱布过滤，其滤出液再加 75％酒精至 1000 毫升，使每 100 毫升乙醇中含上药各 20 克。用本品外擦，每日 3 次，2 周为 1 疗程。

〔功效〕清热燥湿，杀虫止痒。

〔主治〕体癣，股癣，足癣，手癣。

方 十 八

〔组成〕白乳鸽 1 只，绿豆 150 克，白酒 15 毫升。

〔用法〕将乳鸽除毛去内脏杂物，洗净。将绿豆纳入鸽腹内，加酒、水，炖煨至熟。
可食可饮，每日 1 次。

〔功效〕清热，解毒，润燥，止痒。

〔主治〕疥癣发痒难忍。

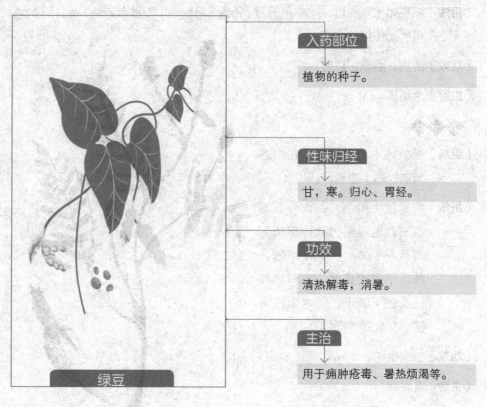

入药部位

植物的种子。

性味归经

甘，寒。归心、胃经。

功效

清热解毒，消暑。

主治

用于痈肿疮毒、暑热烦渴等。

绿豆

方 十 九

〔组成〕豆腐、香油各适量。

〔用法〕将豆腐蒸熟，晾凉，放在锅内文火煨干，研成细末，香油与豆腐末调匀。
敷于患处，连换数次即愈。

〔功效〕清热，解毒，润燥。

〔主治〕圈癣。

中医治验偏方大全

〔组成〕芝麻油 1 碗，猪苦胆 1 个。

〔用法〕芝麻油 1 碗，用小竹子烧火煎沸，再将猪胆汁沥入和匀。剃头后擦之，勿令日晒，数次可愈。

〔功效〕清热解毒，润燥生肌。

〔主治〕梅花癣。

痱 子

痱子也叫粟粒疹、汗疹，是夏季或湿热环境下一种常见的表浅性、炎症性皮肤病。主要病因是在高温闷热的环境中，出汗过多不易蒸发，汗液使皮肤角质层浸渍肿胀，导致汗腺导管阻塞，使得汗液滞留、汗腺导管破裂后汗液渗入周围组织，形成丘疹或水疱。根据汗腺导管损伤和发病部位不同，痱子分为白痱、红痱、脓痱、深痱。主要表现为皮肤上出密集的现丘疹、小水疱或脓疱，出汗后易增多，伴随瘙痒、疼痛或灼痛，好发于皮肤皱褶部位，一般在天气或环境转凉后会自然好转。

好发人群 ....

第一类是儿童，尤其是婴儿汗腺发育不完全，皮肤娇嫩容易发病；第二类是肥胖多汗的成年人，皮肤皱褶较多，容易造成汗腺堵塞；第三类是在高温湿热环境中作业的人。

治验偏方 ....

〔组成〕绿豆粉 30 克，滑石 15 克，黄柏 9 克，轻粉 6 克。

〔用法〕上药为细末。以软绢帛蘸药扑于患处。

〔功效〕止痛收干。

〔主治〕痤痱疮作痒，抓之皮损，随后又疼者。

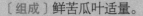

〔组成〕鲜苦瓜叶适量。

〔用法〕捣烂如泥，挤汁，涂搽患处，1日3次。

〔功效〕清暑解毒。

〔主治〕身体各部的痱子。

〔组成〕鲜苦瓜1条。

〔用法〕将苦瓜切丝，装碗中，加食盐1撮（0.3~0.5克），搅拌，腌制几分钟，揉汁搽患处，每天1~2次。

〔功效〕清热解毒。

〔主治〕痱子。

苦瓜

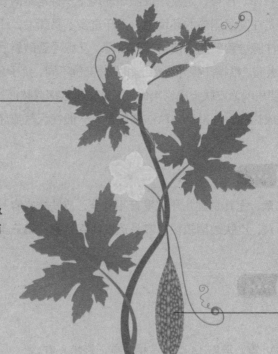

叶具有清热解毒、消肿止痛、消炎止泻的功效。

果实具有祛暑涤热、明目、解毒的功效，用于治疗暑热烦渴、赤眼疼痛、痢疾等症。

〔组成〕黄瓜 1 根。

〔用法〕洗净，切片。涂擦患处，每日洗澡后及临睡前各 1 次。

〔功效〕清热解毒。

〔主治〕痱子。

〔组成〕花椒 30 克。

〔用法〕将花椒加水 3000 毫升，煎煮，待温后洗患处。

〔功效〕杀虫止痒。

〔主治〕痱子。

〔组成〕枸杞梗（带叶）适量。

〔用法〕将枸杞梗及叶洗净，放入锅内加水煮 1 小时，晾凉。冲洗身上的痱子，
　　　　每日 2 次。

〔功效〕清血热，止痛痒。

〔主治〕痱子，疮疖。

〔组成〕鲜马齿苋 150 克。

〔用法〕将马齿苋切碎，加水 200 克，煎 15 分钟，弃渣取汁，凉后外涂，每天
　　　　5~6 次。

〔功效〕清热解毒。

〔主治〕痱子。

〔组成〕黄黏土 1 小块，冰片 10 克。

〔用法〕取地下较深处的黄黏土块，晒干，碾碎，过筛留粉末。冰片研细，与黄

土粉调匀。涂撒在痱子上，每日 1 或 2 次。

〔**功效**〕清热，止痛。

〔**主治**〕痱子，疮疖。

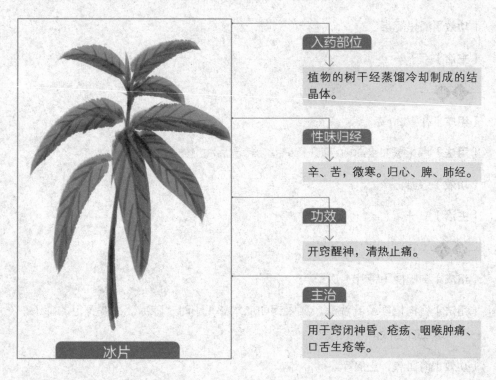

入药部位

植物的树干经蒸馏冷却制成的结晶体。

性味归经

辛、苦，微寒。归心、脾、肺经。

功效

开窍醒神，清热止痛。

主治

用于窍闭神昏、疮疡、咽喉肿痛、口舌生疮等。

冰片

冻 疮

　　冻疮是冬天常见的一种疾病，是由于天气寒冷刺激引起身体局部的瘀血性皮肤炎症损害。主要病因是皮肤在寒冷、潮湿或冷暖骤变时，局部皮下小动脉收缩过久而导致血管麻痹扩张引起静脉瘀血，局部皮肤缺血缺氧，血液循环不良而发病。另外，营养不良、内分泌障碍、自主神经功能紊乱等因素也可引发此病。主要症状有皮肤发红发痒、红斑肿胀，严重的还可能会出现水疱甚至溃疡。冻疮最常见于人的肢体末梢和暴露在外面的部位，如手脚、面部、耳朵等。通常天气转暖后会自愈，但是受冻后易复发。

好发人群 …

　　各年龄段均可发生，但常见于儿童、女性及身体末梢血液循环不良者。女性比男性患病概率高，体重过低、身体虚弱的人患冻疮的风险会增加。生活在气温低、湿度高的地区的人患冻疮的风险会更高。

治验偏方 …

――方 一――

〔组成〕鸡蛋适量。

〔用法〕将鸡蛋煮熟，取出蛋黄放在铁勺中，以文火烤熬。取析出的蛋黄油敷
　　　　患处，并用纱布包扎，几天后，溃烂处即会愈合结痂。

〔功效〕解热毒，补阴血。

〔主治〕冻疮溃烂。

――方 二――

〔组成〕活蟹 1 只，蜂蜜适量。

〔用法〕活蟹烧存性，研成细末，以蜂蜜调匀。涂于患处，每日更换 2 次。

〔功效〕清热解毒，疗疮排脓。

〔主治〕冻疮溃烂不敛。

――方 三――

〔组成〕鲜山楂 100 克。

〔用法〕将山楂烧熟捣烂，敷患处。

〔功效〕活血散瘀。

〔主治〕新旧冻疮。

――方 四――

〔组成〕马勃 1 块。

〔用法〕将疮面先涂一层土霉素软膏，再敷上适量马勃，包扎 3~4 天。

〔功效〕解毒，止血，收敛。

〔主治〕冻疮溃烂者。

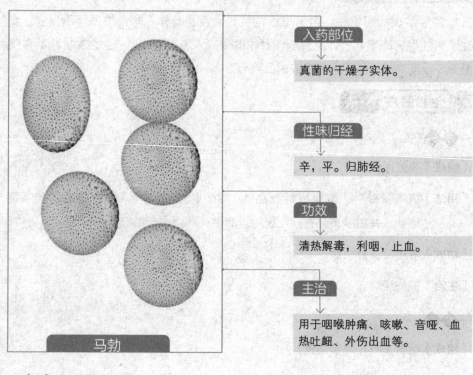

入药部位

真菌的干燥子实体。

性味归经

辛，平。归肺经。

功效

清热解毒，利咽，止血。

主治

用于咽喉肿痛、咳嗽、音哑、血热吐衄、外伤出血等。

马勃

〔组成〕尖辣椒、凡士林（用量比为 2 ∶ 8）。

〔用法〕将尖辣椒焙干，研细粉，同凡士林搅匀即成。擦于耳轮、手背、足跟等处。

〔功效〕活血，消肿。

〔主治〕预防冻伤。

疥 疮

　　疥疮，俗称闹疮、疳疮，是由疥螨在人体皮肤表皮层内引起的接触性传染性皮肤病。疥疮主要是由疥螨引起，通过接触传染，感染后疥螨成虫寄生在人体表皮角质层内，在皮下开凿一条与体表平行迂曲的"隧道"，幼虫通过毛囊口扩散到身体的其他部位，主要表现为红斑、丘疹、水疱，多发于指缝、腋下、手腕、腰间等皮肤薄嫩处，伴有剧烈瘙痒，夜间尤其严重。剧烈摩擦和抓挠导致皮肤破损后容易诱发继发性感染。

 好发人群 ····

　　生活在卫生条件较差的家庭、集体宿舍或福利院等环境的人群之间易发生传染；幼儿及儿童，免疫力低下或伴有自身免疫性疾病者，性活跃的人易患疥疮。

 治验偏方 ····

——方 一——

〔组成〕螃蟹 1 只，猪油适量。

〔用法〕将整只蟹焙干，研末，用猪油调成膏状。涂患处。

〔功效〕清热，润燥，生肌。

〔主治〕疥疮，癣。

——方 二——

〔组成〕红枣、猪油各适量，白糖少许。

〔用法〕先将猪油烧热下大枣，再加少量水煮熟，后加白糖调食。

〔功效〕养血，润燥。

〔主治〕疥疮刺痒，脓疱遍身。

——方 三——

〔组成〕土豆适量。

〔用法〕将土豆去皮，捣如泥。敷在患部，上盖油纸并用绷带包扎，每日换药 5 次。

〔功效〕消炎解毒。

〔主治〕瘌痢（秃疮），湿疹，慢性溃疡。

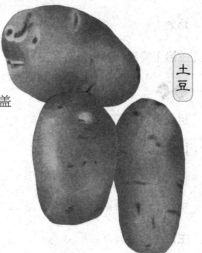

土豆

——方 四——

〔组成〕小蝌蚪 100 只。

〔用法〕在青蛙产卵期捕捉小蝌蚪，用清水饲养 5 天，每天换水，待蝌蚪腹内污泥吐净后，把蝌蚪捞出放在凉开水中，再放入适量凉粉、蒜泥、醋和芝麻油，一次喝下，即愈。

〔功效〕清热解毒。

〔主治〕热疮胎毒，疔疮等。

〔组成〕黑鱼1条，苍耳叶适量。

〔用法〕将黑鱼去肠肚，以苍耳叶填满鱼腹，并以
苍耳叶铺于锅底，把鱼放在上面，加少量
水，以文火煨熟。吃鱼肉饮汤。

〔功效〕凉血，散风。

〔主治〕疥疮。

〔组成〕熟鸡蛋15枚，明雄黄7.5克，血竭3.5克。

〔用法〕把蛋黄压碎放入铜勺中，以文火熬炼，待蛋黄成糊状时，将研细的雄黄、
血竭放入勺中，用竹筷搅动至油出、药渣呈黑黄色时取出，去渣留油，
装入玻璃瓶中备用。使用时，先用热水、肥皂洗浴，再用制好的油反复
擦患处，隔晚1次。

〔功效〕解毒，杀虫。

〔主治〕疥疮。

〔组成〕白乳鸽1只，绿豆150克，白酒15克。

〔用法〕将乳鸽除毛去内脏杂物，洗净，将绿豆纳入鸽腹内，加酒、水炖煨至熟。
可食可饮，每日1次。

〔功效〕清热，解毒，润燥，止痒。

〔主治〕疥癣发痒难忍。

〔组成〕百部草、大风子各12克，蛇床子、苦参各9克，大黄6克。

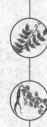

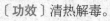

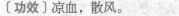

苍耳子

中医治验偏方大全

〔**用法**〕上药同煎浓水，洗患处可治愈。

〔**功效**〕杀虫攻毒。

〔**主治**〕疥疮。

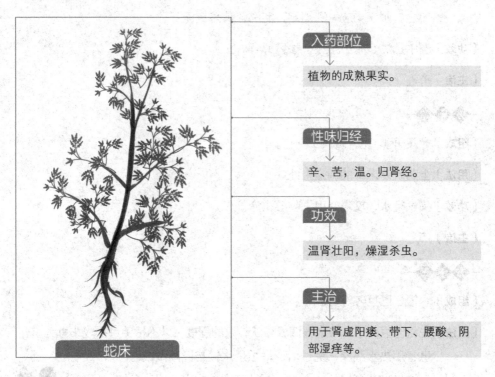

入药部位

植物的成熟果实。

性味归经

辛、苦，温。归肾经。

功效

温肾壮阳，燥湿杀虫。

主治

用于肾虚阳痿、带下、腰酸、阴部湿痒等。

蛇床

〔**组成**〕花椒 15 克，雄黄 30 克，胡萝卜 1 个。

〔**用法**〕前 2 味研末与胡萝卜共捣烂，敷于患处。

〔**功效**〕杀虫解毒。

〔**主治**〕疥疮。

〔**组成**〕川椒、轻粉、枯矾、水银、樟冰、雄黄各 6 克，大风子肉（另碾）100 枚。

〔**用法**〕研末，将药粉装入大风子肉内做成丸子擦患处。

〔**功效**〕杀虫止痒。

〔**主治**〕疥疮。

第六章 皮肤科治验偏方

〔组成〕花椒9克，枯矾15克，地肤子30克。

〔用法〕煎汤。先用肥皂热水洗澡，将脓疥洗去，再以煎好之汤液抹上患处。所穿之衣服，均应煮沸消毒，能洗硫黄浴更佳。

〔功效〕温中止痛，杀虫止痒，祛风解毒。

〔主治〕疥疮。

〔组成〕大腹子15克，硫黄120克。

〔用法〕上药研为末，油调搽患处。

〔功效〕降气行水，攻毒杀虫，收湿止痒。

〔主治〕疥疮。

〔组成〕水银、巴豆各等份。

〔用法〕先将巴豆研末，与水银调成糊状，浓的程度，以不粘手可揉成小丸为宜。患者用热水洗澡，洗过后，马上用水银与巴豆做成的小丸往患者全身搓，一面搓一面就着火炉或火盆烤，务使皮肤发热，一则免药丸凝硬不好搓，一则使药力完全渗入皮肤，待全身搓好后，穿上衣服休息（夜晚行之较佳），避受风寒，不论轻重，数次即愈。

〔功效〕杀虫，攻毒，蚀疮。

〔主治〕疥疮。

〔组成〕荆芥末、地黄各适量。

〔用法〕上药研末调为丸，茶酒送下。

〔功效〕清热散风，透疹消疮。

〔主治〕疥疮。

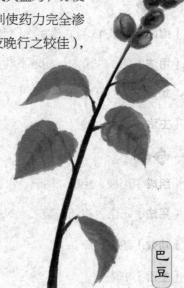

巴豆

湿 疹

湿疹是由多种内外因素引起的瘙痒剧烈的一种皮肤炎症反应。湿疹病因复杂，常为内外因相互作用的结果。内因如慢性感染病、内分泌及新陈代谢障碍、精神神经因素等，外因如生活环境、气候变化、接触化学物质等。根据病程可分为急性湿疹、亚急性湿疹、慢性湿疹三类，症状均不太一样。急性表现为红斑、水肿、针头大小的丘疹，严重者会出现水疱，糜烂及渗出；亚急性表现为少量丘疹和疱疹，红肿和渗出减轻；慢性主要表现为红斑基础上的丘疹、鳞屑，局部皮肤粗糙变厚。

 好发人群

湿疹在各年龄段均可发生，与性别、地域无关。产期作息不规律的人群，体质较差容易过敏，导致湿疹；经常在高温潮湿或碱性化学物质多的环境下的人群，皮肤易受刺激，患湿疹的概率增加。

 治验偏方

—— 方 一 ——

〔组成〕川黄连 6 克，蜂巢 3 个，凡士林 80 克。

〔用法〕将黄连研极细，蜂巢研末，再加凡士林，文火熔化，搅拌成油膏，先用 2% 温盐水洗净患处，后涂油膏。注意不可用热水烫，越烫越坏。

〔功效〕散风祛湿。

〔主治〕湿疹。

—— 方 二 ——

〔组成〕蝉蜕、凡士林各 30 克，龙骨 15 克。

〔用法〕将蝉蜕、龙骨研为末，用凡士林调为软膏，涂患处。

〔功效〕散风祛湿。

〔主治〕湿疹。

蝉蜕

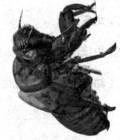

第六章 皮肤科治验偏方

方 三

〔组成〕土茯苓、薏苡仁、白鲜皮、黄柏、地肤子、苦参、五倍子、白矾各30克。

〔用法〕加水约2500毫升，煎成1500毫升药液，待稍温，频洗患处，每次30分钟，每天1~2次，3天用药1剂。

〔功效〕清热解毒，利湿敛疮。

〔主治〕湿疹。

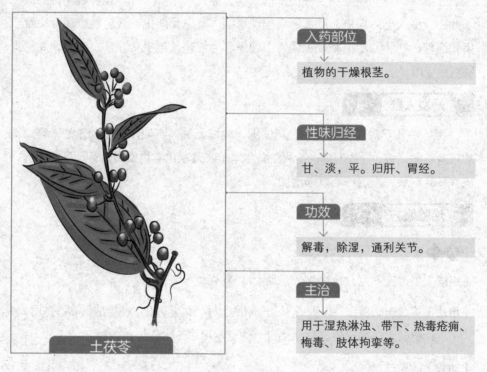

土茯苓

入药部位

植物的干燥根茎。

性味归经

甘、淡，平。归肝、胃经。

功效

解毒，除湿，通利关节。

主治

用于湿热淋浊、带下、热毒疮痈、梅毒、肢体拘挛等。

方 四

〔组成〕绿豆粉、香油各适量。

〔用法〕将绿豆粉炒呈黄色，晾凉，用香油调匀。敷患处。

〔功效〕清热，祛湿。

〔主治〕湿疹流黄水。

方 五

〔组成〕蕹菜适量。

〔**用法**〕将蕹菜洗净，加水煮数沸。趁热烫洗患处。

〔**功效**〕清热，祛湿，止痒。

〔**主治**〕皮肤湿痒。

〔**组成**〕千里光、地肤子、徐长卿、马鞭草、地骨皮、苦参各 30 克，芒硝、明矾
各 10 克。

〔**用法**〕明矾、芒硝另包后下。其余诸药加水适量煎煮后，再加入明矾、芒硝溶
化，用此药液洗浴。

〔**功效**〕养血清热，祛风除湿。

〔**主治**〕湿疹。

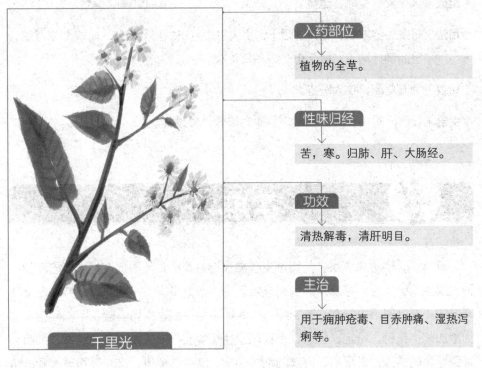

入药部位

植物的全草。

性味归经

苦，寒。归肺、肝、大肠经。

功效

清热解毒，清肝明目。

主治

用于痈肿疮毒、目赤肿痛、湿热泻
痢等。

千里光

〔**组成**〕青鱼胆、黄柏各等份。

〔**用法**〕将青鱼胆剪破，取胆汁，与黄柏粉末调匀，晒干研细。用纱布包裹敷于
患处。

〔功效〕清热解毒。

〔主治〕皮肤湿疹久治不愈者。

〔组成〕紫甘蔗皮、香油各适量。

〔用法〕紫甘蔗皮烧存性，研细末，香油调匀。涂患处。

〔功效〕清热，解毒，止痒。

〔主治〕皮肤瘙痒湿烂。

〔组成〕蚕豆皮、香油各适量。

〔用法〕将蚕豆泡软后，剥其皮晒干。用火将蚕豆皮烘烤至极焦，研成细末过筛，香油调拌均匀。敷于患处，每日1次。

〔功效〕利湿化滞，收敛医疮。

〔主治〕湿疹，对头、耳、颜面之急性湿疹效果最显著。

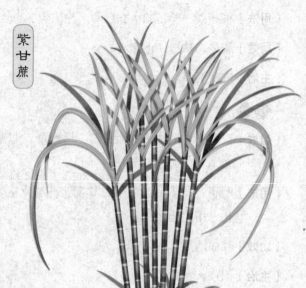

紫甘蔗

荨麻疹

　　荨麻疹，俗称风疹块，是由于皮肤黏膜小血管扩张及渗透性增加而出现的一种局限性水肿反应。荨麻疹的病因非常复杂，多数患者找不到原因，特别是慢性荨麻疹。常见原因主要有：鱼、虾、蛋等动物性蛋白，水杨酸盐、甲苯酸盐等食物添加剂；花粉、粉尘、尘螨、一些挥发性化学品等吸入物；各种病毒、细菌、真菌导致的感染；青霉素、血清制剂等药物；摩擦、冷热、日光等物理因素；精神因素和内分泌改变；遗传因素等。主要表现为皮肤瘙痒、出现鲜红色或苍白色的风团，少数患者出现水肿型红斑，严重者风团蔓延成片，还会伴有恶心、呕吐、腹泻等症状。

好发人群

　　有不良饮食习惯的人群是荨麻疹的高发人群，辣椒、葱姜蒜、快餐中的调味剂、色素等可能引起荨麻疹；有过敏症或感染症状的人群，各种因素的感染是荨麻疹的诱因；长期在冷热交替、光照强、摩擦频繁的环境中的人，患荨麻疹的概率增加。

治验偏方

——方一——

〔组成〕赤茯苓、白蒺藜（微炒，去刺）、秦艽（去苗）各30克，羌活、苦参（锉）、黄芩、细辛各15克，枳壳（麸炒微黄，去瓤）22.5克，乌蛇（酒浸，去皮、骨，炙微黄）90克。

〔用法〕上药捣罗为末，炼蜜和丸，如梧桐子大，每服不计时候，以温蜜汤下30丸。

〔功效〕搜风清热，祛湿止痒。

〔主治〕风湿热毒害于肌肤，遍身瘙痒。

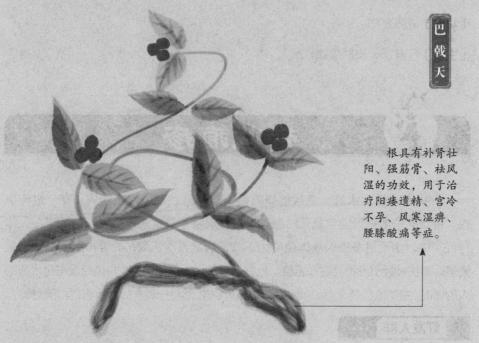

巴戟天

根具有补肾壮阳、强筋骨、祛风湿的功效，用于治疗阳痿遗精、宫冷不孕、风寒湿痹、腰膝酸痛等症。

第六章　皮肤科治验偏方

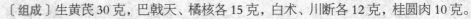

〔组成〕生黄芪 30 克，巴戟天、橘核各 15 克，白术、川断各 12 克，桂圆肉 10 克。

〔用法〕每日 1 剂，水煎服。

〔功效〕温肾益气健脾，助阳固表，扶正祛邪。

〔主治〕慢性荨麻疹，阳虚感邪之症。

〔组成〕生黄芪 15 克，连翘壳、生白术、玉竹各 12 克，防风 6 克，生地、地肤子、豨莶草、金银花各 9 克，红枣 5 枚。

〔用法〕每日 1 剂，水煎服。

〔功效〕益气固表，滋阴清热，佐以化湿。

〔主治〕荨麻疹。

〔组成〕白僵蚕、荆芥穗各 10 克，蝉蜕 5 克。

〔用法〕水煎，每日分 2 次服用。

〔功效〕清热止痒。

〔主治〕荨麻疹，皮肤瘙痒。

带状疱疹

　　带状疱疹是由水痘－带状疱疹病毒引起的急性感染性皮肤病，有一定传染性。带状疱疹的病因通常是儿时患过水痘，水痘－带状疱疹病毒长期潜伏在人体神经节中，由于诸多原因身体免疫力下降，病毒再次苏醒，沿着神经活动并大量繁殖，损伤神经引发神经痛和感染。也有通过接触、飞沫等方式传染给没得过水痘的人的情况。主要症状是乏力，局部皮肤灼热或疼痛，然后出现丘疹和水疱，呈带状排列。

 好发人群 ····

　　患有免疫性疾病的人群，自身免疫力低下或服用激素类药物及免疫抑制剂药物的人群，体内的水痘 - 带状疱疹病毒更容易活跃。老年人新陈代谢速度变慢，免疫力降低，诱发带状疱疹的概率增加。

 治验偏方

方一

〔组成〕雄黄、白矾各10克，乳香、没药各5克，冰片少许，生石灰水、香油各50毫升。

〔用法〕将雄黄、白矾、乳香、没药共研极细末，入冰片末混匀。加入生石灰水和香油，搅拌均匀成膏状。外涂患处，不需要包扎，每日2~3次。一般1次止痛，2~3次可愈。

〔功效〕清热燥湿，解毒止痛。

〔主治〕带状疱疹，湿热毒邪蕴结肌肤者。

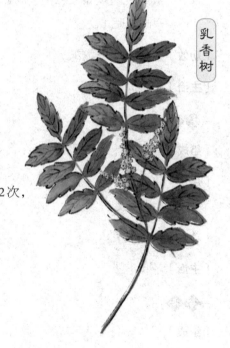

乳香树

方二

〔组成〕鲜马齿苋适量。

〔用法〕将马齿苋洗净，切碎，捣如泥，每日2次，敷于患处。

〔功效〕清热解毒，散血消肿。

〔主治〕带状疱疹。

方三

〔组成〕雄黄9克，蜈蚣（瓦焙）3条。

〔用法〕分别研为细末，混合均匀，香油调涂患处，每日3次。

〔功效〕清火解毒。

〔主治〕带状疱疹。

方四

〔组成〕新鲜仙人掌、粳米粉、米泔水各适量。

〔用法〕仙人掌去针及茸毛，切片，捣烂，再加入粳米粉和米泔水适量。捣和均匀使成黏胶状以备用。用时将已制好的胶状物敷于患处，外盖油纸，绷带包扎固定。每隔 3~4 小时换药 1 次。

〔功效〕除痒止痛。

〔主治〕带状疱疹。

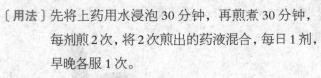

大青叶

〔组成〕马齿苋 60 克，大青叶、蒲公英各 15 克。

〔用法〕先将上药用水浸泡 30 分钟，再煎煮 30 分钟，每剂煎 2 次，将 2 次煎出的药液混合，每日 1 剂，早晚各服 1 次。

〔功效〕清肝火，利湿热。

〔主治〕带状疱疹。

〔组成〕鲜番薯叶适量，冰片少许。

〔用法〕将番薯叶洗净，切碎，同研细的冰片共捣烂。敷于患处。

〔功效〕解毒消炎。

〔主治〕带状疱疹。

〔组成〕杉木炭或松毛灰若干，冰片少许，麻油适量。

〔用法〕将杉木炭研细，加冰片，用麻油调成糊状。以棉签或毛笔蘸敷患处。每隔 2~3 小时局部干燥即搽敷 1 次。

〔功效〕除痒止痛。

〔主治〕带状疱疹。

方 八

〔组成〕蜂胶 15 克，95%酒精 100 毫升。

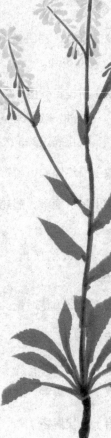

中医治验偏方大全

〔**用法**〕将蜂胶加入 95％酒精内，浸泡 7 天，不时振摇，用定性滤纸过滤后即得
蜂胶酊。使用时用棉签蘸蜂胶酊涂患处，每日 1 次。涂药期间注意保持
局部皮肤干燥。

〔**功效**〕解毒，燥湿，止痛。

〔**主治**〕带状疱疹。

 方九

〔**组成**〕活地龙（蚯蚓）20 克，鲜韭菜根 30 克。

〔**用法**〕将上 2 味洗净，捣烂，加少量香油调拌均匀，置瓶内放阴凉处备用。使
用时取其液涂患处，每日 2 次，外用纱布固定。

〔**功效**〕清热凉血，解毒止痛。

〔**主治**〕带状疱疹。

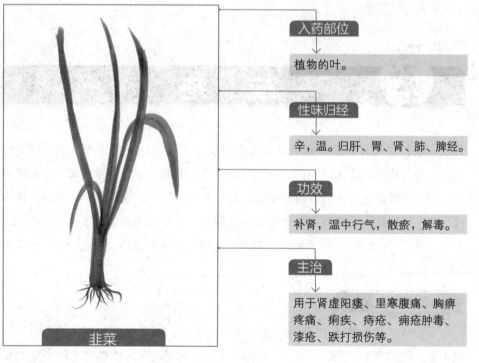

入药部位

植物的叶。

性味归经

辛，温。归肝、胃、肾、肺、脾经。

功效

补肾，温中行气，散瘀，解毒。

主治

用于肾虚阳痿、里寒腹痛、胸痹
疼痛、痢疾、痔疮、痈疮肿毒、
漆疮、跌打损伤等。

韭菜

 方十

〔**组成**〕蕹菜、菜籽油各适量。

〔用法〕蕹菜去叶取茎，在新瓦上焙焦后，研末，用菜籽油调成膏状。将患处用浓茶水洗净，然后涂抹此油膏，每日 3 次。

〔功效〕清热，凉血，解毒。

〔主治〕带状疱疹。

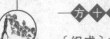

方十一

〔组成〕雄黄、明矾各 20 克，大黄、黄柏、侧柏叶各 30 克，冰片 5 克。

〔用法〕除雄黄、冰片外，将其余药物加温水浸泡 30 分钟，然后用文火煎 30 分钟，煎至 200 毫升左右滤出，加入雄黄、冰片粉末，充分混匀后，以不烫手为度。用纱布或脱脂棉蘸药液洗患处，每天 2~3 次，每次 30 分钟。药液洗后保留，下次加温再用。5 天 1 疗程。

〔功效〕清热，解毒，止痛。

〔主治〕带状疱疹。

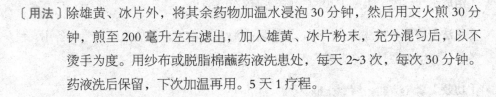

痤　疮

　　痤疮，俗称青春痘，是毛囊皮脂腺单位的一种慢性炎症性皮肤病。痤疮的发生主要与雄性激素水平较高、皮脂分泌过多、毛囊皮脂腺导管堵塞、细菌感染和炎症反应等相关。人进入青春期后，身体发育较快，雄性激素分泌旺盛，皮脂腺分泌大量皮脂，毛囊皮脂腺导管的角化异常导致毛孔堵塞，引发痤疮发作。主要症状有白头粉刺、黑头粉刺、脓疱、皮肤结节和囊肿，炎症明显时或有疼痛。

 好发人群 ····

　　青少年，雄性激素和皮脂分泌多易引发痤疮，但青春期后通常能自然减轻或痊愈；经常熬夜、睡眠不足的人群，内分泌失调，皮肤油腻会增加痤疮的发病率。

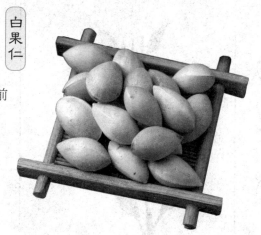

白果仁

── 方 一 ──

〔**组成**〕橙核适量。

〔**用法**〕晒干，研极细，以水调。临睡前涂抹面部，次晨洗掉。

〔**功效**〕润肌消痤。

〔**主治**〕粉刺，痤疮。

── 方 二 ──

〔**组成**〕白果仁适量。

〔**用法**〕每晚睡前用温水将患部洗净（不能用肥皂或香皂），然后将白果仁切成片，反复擦患部，边擦边削去用过的部分，每次按病程和数目的多少用1~2粒即可。

〔**功效**〕解毒排脓。

〔**主治**〕痤疮。

── 方 三 ──

〔**组成**〕白果适量。

〔**用法**〕将白果洗净，切开，绞汁，取汁频涂患部，干后再涂，直至汁尽，每日用2~3粒。

〔**功效**〕解毒排脓，平痤除皮。

〔**主治**〕痤疮。

── 方 四 ──

〔**组成**〕穿心莲、薏苡仁、败酱草各30克。

〔**用法**〕水煎服，每天1剂，分2次服用。

〔**功效**〕清热解毒。

〔**主治**〕痤疮。

第六章 皮肤科治验偏方

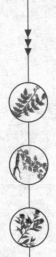

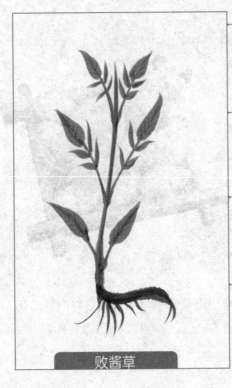

入药部位

植物的带根全草。

性味归经

辛、苦，微寒。归胃、大肠、肝经。

功效

清热解毒，消痈排脓，祛瘀止痛。

主治

用于疮疡肿毒、肠痈肺痈、胸腹疼痛等。

败酱草

方五

〔**组成**〕丝瓜藤水适量。

〔**用法**〕丝瓜藤生长旺盛时期，在离地1米以上处将茎剪断，把根部剪断部分插入瓶中（勿着瓶底），以胶布护住瓶口，放置1昼夜，藤茎中有清汁滴出，即可得丝瓜藤水擦患处。

〔**功效**〕清热，润肤。

〔**主治**〕粉刺，痤疮。

皮肤过敏

　　皮肤过敏，即过敏性皮肤病，是由各种过敏原刺激引起的异常免疫反应，是皮肤科较为常见的一种疾病。主要病因是过敏原通过皮肤或黏膜接触、吸入、食入、注射等途径进入人体，产生抗体，使人体致敏，再次接触过敏原时，免疫系统攻击过敏原，因此产生炎症，引发皮肤病。不同过敏原会引起不同的过敏性皮肤病，主要表现是多种多样的皮炎、湿疹、荨麻疹等。

 发病时间 ····

　　春季是皮肤过敏的高发期，一方面因为人的皮肤经过一冬天的养护后，对紫外线的防御能力降低，季节交替时，人的免疫系统需要适应，这时人的免疫功能较弱，容易产生皮肤过敏；另一方面因为春季许多花开始释放花粉，蚊虫开始活跃，这些都导致过敏概率增加。

 治验偏方 ····

方 一

〔**组成**〕海螃蟹适量。

〔**用法**〕用海螃蟹煎汤洗患处，或将海螃蟹捣烂涂敷患处。

〔**功效**〕清热解毒。

〔**主治**〕接触性皮炎。

鹌鹑蛋

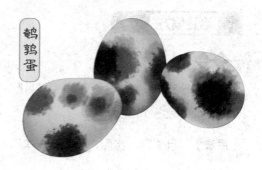

方 二

〔**组成**〕虾壳适量。

〔**用法**〕加水煮虾壳饮服，并洗擦。

〔**功效**〕解毒，止痒。

〔**主治**〕食虾过敏引起的皮肤刺痒、红疹。

方 三

〔**组成**〕鹌鹑蛋1枚。

〔**用法**〕打破生饮。

〔**功效**〕理虚固表。

〔**主治**〕防止食鱼虾后皮肤过敏或呕吐，以及注射药物引起的过敏等。

第六章 皮肤科治验偏方

黄褐斑

　　黄褐斑也称肝斑，是多种因素导致的面部出现黄褐色的色素沉着，多以对称蝶形分布于颊部。病因尚不明确，多见于女性，主要原因是血中雌激素水平高。其发病与妊娠、月经紊乱、长期口服避孕药等有关。也见于一些女性生殖系统疾患、结核、癌症、肝病等患者。紫外线照射也可促使发病。男性患者约占10%，有研究认为男性发病与遗传有关。

 好发人群 ••••

　　男女均可发病，多见于女性，怀孕后雌性激素水平高，容易刺激黑色素细胞分泌和扩散；长期暴晒，处于强紫外线环境下的人，紫外线照射也会引起黑色素细胞活跃；有黄褐斑遗传史的家族。

 治验偏方 ••••

—— 方一 ——

〔**组成**〕丹参100克，毛冬青50克，当归、坤草各20克，红花、桃仁、泽兰、三棱、郁金各15克。

〔**用法**〕每日1剂，水煎，早晚各服1次。每次服药时加服蜈蚣粉5克。

〔**功效**〕活血化瘀，疏肝解郁。

〔**主治**〕黄褐斑。

—— 方二 ——

〔**组成**〕天花粉、鸡蛋清各适量。

〔**用法**〕将天花粉研细，用鸡蛋清调匀成膏。用药前先用热水将脸洗净，并用热毛巾将面部皮肤捂热，将药膏于面斑上涂擦1层，每日午休和每晚睡前各1次，起床后将药洗去，连用1~3个月。

〔**功效**〕祛斑，增白。

〔**主治**〕面部黄褐斑。

中医治验偏方大全

方 三

〔组成〕珍珠母 30 克，白菊花 9 克，白僵蚕、茵陈、夏枯草、六月雪、白茯苓、
柴胡、生地、女贞子各 12 克，炙甘草 4.5 克。

〔用法〕每日 1 剂，水煎服。12 天为 1 疗程。

〔功效〕疏肝，滋肾，散结。

〔主治〕黄褐斑。

方 四

〔组成〕柴胡、薄荷、黄芩、栀子、当归、赤芍、红花、莪术、陈皮、甘草各
10 克。

〔用法〕每日 1 剂，水煎服。

〔功效〕疏肝清热，活血化瘀。

〔主治〕肝郁化火、血气瘀滞所致的黄褐斑。

方 五

〔组成〕杏仁、鸡蛋清、白酒各适量。

〔用法〕杏仁浸泡后去皮，捣烂如泥，加入蛋清调匀。每晚睡前涂搽，次晨用白
酒洗去，直至斑退。

〔功效〕洁面祛斑。

〔主治〕黄褐斑。

方 六

〔组成〕珍珠母 30 克，鸡血藤、青葙子各 21 克，丹参、茵陈各 15 克，浙贝母、
杭白菊、茯苓各 12 克，红花、杭白芍各 9 克。

〔用法〕将上药水煎，分 2 次口服，每天 1 剂。每 2 周观察 1 次，2 个月后判定疗
效。治疗期间停用其他内外药物。

〔功效〕泻热和阴，化痰通络，养血和血。

〔主治〕黄褐斑。

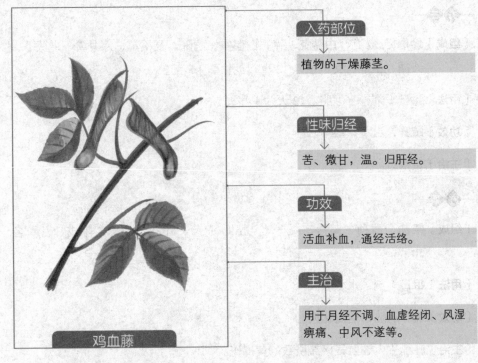

入药部位

植物的干燥藤茎。

性味归经

苦、微甘，温。归肝经。

功效

活血补血，通经活络。

主治

用于月经不调、血虚经闭、风湿痹痛、中风不遂等。

鸡血藤

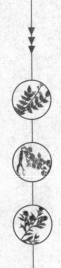

神经性皮炎

神经性皮炎，又称慢性单纯性苔藓，是由多种因素导致的一种慢性皮肤病，以阵发性皮肤瘙痒和皮肤苔藓化为特征。本病病因复杂，目前认为精神因素是主要诱因，情绪波动、过度紧张、焦虑不安等均可使病情加重和反复。内分泌系统异常、消化道功能障碍、慢性病感染等，也可能成为本病诱因。化学物质刺激、昆虫叮咬、阳光照射、衣物摩擦、搔抓等也与本病有关。主要症状为苔藓样病变，患处皮肤由于瘙痒抓挠，逐渐出现扁平丘疹，日久则变厚，有细碎脱屑，或泛发周身。

好发人群

好发于长期疲劳、焦虑、失眠、压力大的人群。女性发病率高于男性，尤其是 30~50 岁的女性。

治验偏方 ••••

—— 方 一 ——

〔组成〕鲜蒜瓣、米醋各适量。

〔用法〕将蒜瓣洗净捣烂，用纱布包扎浸于米醋内，2~3 小时取出。以包擦洗患处，
每日 2 次，每次 10~20 分钟。

〔功效〕散瘀，解毒，杀虫。

〔主治〕神经性皮炎。

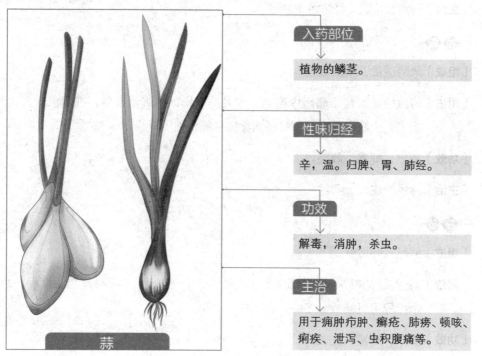

入药部位

植物的鳞茎。

性味归经

辛，温。归脾、胃、肺经。

功效

解毒，消肿，杀虫。

主治

用于痈肿疔肿、癣疮、肺痨、顿咳、
痢疾、泄泻、虫积腹痛等。

蒜

—— 方 二 ——

〔组成〕樟脑 0.6 克，铅粉、雄黄、硫黄各 0.3 克，白砒 0.15 克，斑蝥 1 只，全蝎
3 只，生草乌 1 个。

〔用法〕共为细末，备用。用药前，先将患处用新鲜羊蹄根蘸醋擦至局部起红晕
为止。属湿性流津者，可将药末直接撒于患处。属干性无津者，药末可
用香油调后涂于患处，每日 1 次。

第六章 皮肤科治验偏方

〔功效〕祛风止痒，解湿毒。

〔主治〕神经性皮炎。

 方 三

〔组成〕桂枝、甘草、杏仁、白芍、生姜各9克，葛根、生石膏各18克，麻黄6克，薏苡仁19克，归尾12克，大黄3克，大枣7枚。

〔用法〕每日1剂，水煎服。

〔功效〕宣肺解表，化湿清热。

〔主治〕神经性皮炎，泛发性湿疹。

 方 四

〔组成〕米醋适量，鸡蛋数枚。

〔用法〕将数枚鸡蛋浸于醋罐内密封，半月后取出，将鸡蛋打破，把蛋清、蛋黄搅匀贮于瓶内备用，每日多次涂擦患部，稍干再涂。

〔功效〕清热，解毒，散瘀。

〔主治〕神经性皮炎。

 方 五

〔组成〕鲜丝瓜叶适量。

〔用法〕将丝瓜叶搓碎，在患部摩擦，发红为止。每7天1次，2次为1疗程，2个疗程可见初效。

〔功效〕清热，解毒，止血。

〔主治〕神经性皮炎。

 方 六

〔组成〕甘蔗皮适量。

〔用法〕煎水。洗患处，每日2次，连用2~3天。

〔功效〕清热，杀虫。

〔主治〕钩虫性皮炎。

中医治验偏方大全

〔**组成**〕米糠馏油适量。

〔**用法**〕用米糠馏油涂局部后以电吹风吹之（也可以火烘），每日 1 次，每次 10 分钟。

〔**功效**〕杀虫，止痒。

〔**主治**〕神经性皮炎，鹅掌风。

〔**组成**〕新鲜蜂房 1 个（9~15 克），明矾 30 克，樟脑 15 克，米酒 250 毫升（75％酒精亦可）。

〔**用法**〕将蜂房火烤存性，加入明矾共研成粉。将樟脑放入米酒中浸泡 1 周后，再将这些药物混合，微火煮成米糊状即成蜂房膏。用前先将患处洗净，刮去皮屑，涂蜂房膏，每日换药 1 次，直至痊愈。

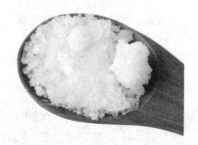

樟脑

〔**功效**〕解毒，燥湿，通脉，生肌。

〔**主治**〕神经性皮炎。

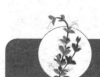

接触性皮炎

接触性皮炎是皮肤接触外源性物质后引发的炎症性皮肤病。病因可分为刺激性和过敏性两种。刺激性接触性皮炎是由于皮肤接触有刺激性或毒性的物质，导致皮肤黏膜损伤，引发皮炎。过敏性接触性皮炎所接触的物质本身是无毒无刺激的，一般接触该物质致敏后，皮肤再次接触该物质，通常 24~48 小时内在接触部位及其附近发生皮炎。接触性皮炎的表现为红斑、轻微肿胀、细小密集的丘疹，严重者肿胀明显，会引发水疱、大疱，甚至糜烂渗出。

好发人群 ····

　　长期接触金属胶或其他化学物质的金属加工工人、汽车修理工、建筑工人、洗衣工人等患接触性皮炎的风险较高；潜水员、游泳运动员、厨师等长期接触服装上的橡胶的人群患病概率也会增加。

治验偏方 ····

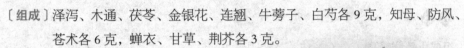

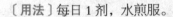

〔组成〕泽泻、木通、茯苓、金银花、连翘、牛蒡子、白芍各9克，知母、防风、苍术各6克，蝉衣、甘草、荆芥各3克。

〔用法〕每日1剂，水煎服。

〔功效〕清热利湿，消肿止痒。

〔主治〕接触性皮炎。

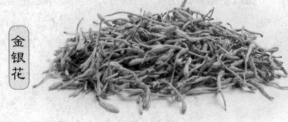

金银花

〔组成〕人中黄、石膏各30克，连翘、升麻、知母、牛蒡子各15克，黄连、淡竹叶、赤芍、甘草、荆芥各10克，蝉衣6克，玄参20克。

〔用法〕每日1剂，水煎服。

〔功效〕清热解毒。

〔主治〕接触性皮炎。

〔组成〕蒲公英、金银花各30克，生地15克，连翘20克，白鲜皮12克，荆芥10克，蝉衣8克，生甘草5克。

〔用法〕每日1剂，头煎加水400毫升，轻煎，取汁200毫升；二煎加水300毫升，取汁150毫升；两煎混合，分3次服用。三煎之液放凉湿敷患处。

〔功效〕清热解毒，凉血祛风，止痒抗敏。

〔主治〕接触性皮炎。

〔组成〕苦参、徐长卿、地肤子、算盘子根各30克。

〔用法〕先用冷水泡透后，头煎沸后 20 分钟，二、三煎各 30 分钟，三煎混合分 4
　　　等份，取 3 份分 3 次内服，1 份外搽患部。

〔功效〕清热解毒，祛风止痒，活血利水。

〔主治〕生漆接触性皮炎（漆疮）。

脂溢性皮炎

　　脂溢性皮炎，又称脂溢性湿疹，是一种慢性炎症性皮肤病，通常发生在头皮、
胸背等皮脂腺丰富的部位。本病病因尚不明确，除家族遗传因素外，与精神、饮食、
环境等多种因素有关，如精神压力大、免疫系统功能失调、缺乏 B 族维生素、皮
肤受寒冷刺激等。脂溢性皮炎的典型症状为皮肤出现黄红色斑、白色或淡黄色的
鳞屑以及瘙痒。

 好发人群

　　不满一岁的新生儿、油性皮肤的成年人易发生脂溢性皮炎，患有痤疮、银屑
病等其他皮肤病的病人也可能诱发此病，精神抑郁的人群、有酗酒习惯的人也有
患病风险。

 治验偏方

—— 方 一 ——

〔组成〕猪苦胆 1 个。

〔用法〕将苦胆汁倒入盆中，加入温水搅匀，洗患处，清除油脂状鳞屑后再用清
　　　水冲洗 1 次。每天洗 1 次。

〔功效〕泻内热，通血脉。

〔主治〕脂溢性脱发及小儿脂溢性皮炎。

—— 方 二 ——

〔组成〕黄芩、杏仁、丹参、白鲜皮各 15 克，炙首乌、当归各 25 克，升麻 10 克，
　　　生甘草 3 克。

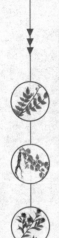

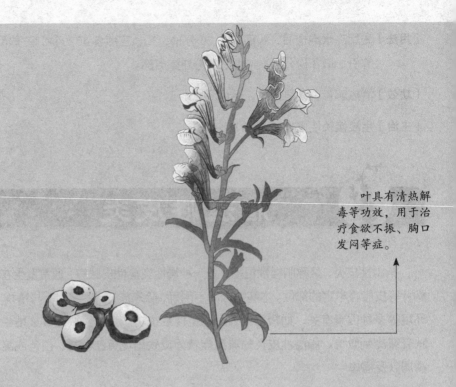

黄芩

叶具有清热解毒等功效，用于治疗食欲不振、胸口发闷等症。

〔用法〕每日1剂，水煎2次，分3次温服。

〔功效〕清热解毒，养血润燥。

〔主治〕干性脂溢性皮炎（血虚风燥证）。

〔组成〕生地、生山楂、虎杖各15克，元参、川石斛、寒水石、桑白皮各12克，生石膏、白花蛇舌草各30克，黄芩9克，生甘草13克。

〔用法〕先将上药用水浸泡30分钟，再煎煮30分钟，每剂煎2次，将2次煎出的药液混合，每日1剂，分2次服用。2周为1个疗程，根据病情可以连续用3~4个疗程。

〔功效〕养阴除湿清热。

〔主治〕脂溢性皮炎，痤疮，酒渣鼻。

〔组成〕白芍、山楂、白花蛇舌草、生石膏各30克，柴胡、黄芩、枳实各10克，

中医治验偏方大全

大黄、生甘草各 6 克。

〔**用法**〕每日 1 剂，水煎 2 次，分 2~3 次服用。

〔**功效**〕清热解毒，通腑泻火，消瘀导滞。

〔**主治**〕脂溢性皮炎（肝胃风火证）。

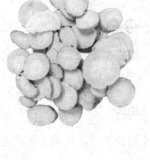

白芍

〔**组成**〕苍耳子、留行子各 30 克，地肤子、白鲜皮
各 20 克，苦参 15 克，明矾 9 克，侧柏叶 60 克。

〔**用法**〕将上 7 味药水煎，去渣，洗患处。每日 2 次，每剂药用 1 天。

〔**功效**〕祛风清热。

〔**主治**〕脂溢性皮炎。

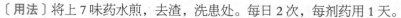

结节性红斑

结节性红斑是一种主要发生于皮下脂肪组织的急性炎症性疾病。本病病因尚不明确，一般认为与感染密切相关，主要是溶血性链球菌和结核杆菌感染。溴剂、碘剂、阿莫西林、避孕药等药物的使用，以及白塞病、肠炎、结节病等炎症性疾病都可能诱发本病。主要症状为红斑性皮下结节，呈红色或紫红色，触摸即痛。

 好发人群 ····

结节性红斑在任何年龄段均有发生，但多见于青年女性。

治验偏方 ····

〔**组成**〕金银花、紫草、生地、猫爪草、赤芍、夏枯草、莪术、三棱各 15 克，桃仁、
红花各 10 克，鸡血藤 5 克，甘草 6 克。

〔**用法**〕每日 1 剂，水煎服。10 日为 1 疗程。

〔功效〕清热解毒，化瘀散结。

〔主治〕结节性红斑。

〔组成〕香附、桃仁、红花、归尾、赤芍、青皮、茜草、王不留行、牛膝、泽兰各9克。

〔用法〕每日1剂，水煎服。

〔功效〕活血祛瘀，通经活络。

〔主治〕结节性红斑，硬结性红斑等。

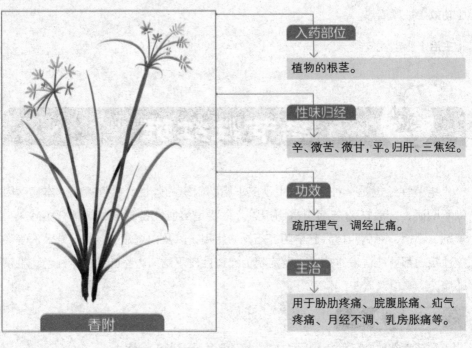

香附

入药部位

植物的根茎。

性味归经

辛、微苦、微甘，平。归肝、三焦经。

功效

疏肝理气，调经止痛。

主治

用于胁肋疼痛、脘腹胀痛、疝气疼痛、月经不调、乳房胀痛等。

〔组成〕当归、川芎、茜草、羌活、木瓜、苍术、黄柏各10克，乳香、没药、生甘草各6克，威灵仙、牛膝各15克。

〔用法〕每日1剂，水煎3次。头2煎分早晚服，第3煎温洗，湿敷。

〔功效〕活血化瘀，祛风通络。

〔主治〕结节性红斑。

中医治验偏方大全

〔组成〕鬼箭羽、丹参、伸筋草、鸡血藤各 16~31 克，丹皮、
三棱、莪术、防己各 9~16 克，厚朴、红花各 6~13 克，
木瓜 13~19 克。

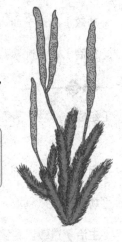

伸筋草

〔用法〕每日 1 剂，水煎服。

〔功效〕清热解湿，活血破瘀，软坚散结。

〔主治〕结节性红斑。

过敏性紫癜

过敏性紫癜，即紫癜，又称自限性急性出血症，是一种常见的血管变态反应疾病。发病原因可能是病原体感染、某些药物作用、过敏等致使人体免疫系统功能紊乱，引起毛细血管炎症，引起皮肤、关节甚至内脏的炎症。主要表现为紫癜、腹痛、关节痛和肾损害。

好发人群 ····

儿童是本病常发群体，多发于学龄期儿童，常见发病年龄为 7~14 岁。

治验偏方 ····

〔组成〕紫草 50 克，生地 30 克，丹参、赤芍、茜草、甘草各 20 克，丹皮 15 克。

〔用法〕每日 1 剂，水煎服。

〔功效〕凉血化瘀。

〔主治〕过敏性紫癜。

〔组成〕白茅根 30 克，生槐花、干生地、天花粉、石斛各 15 克，板蓝根、玄参、
丹皮、茜草根各 9 克，地榆、紫草根各 6 克。

〔用法〕每日 1 剂，水煎服。

〔**功效**〕清热宁血，生新祛瘀。

〔**主治**〕过敏性紫癜（血热妄行证）。

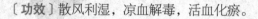

〔**组成**〕泽兰、滑石、丹皮、车前子、板蓝根、赤芍、连翘、紫草各 10 克，浮萍、芥穗各 6 克。

〔**用法**〕每日 1 剂，水煎服。

〔**功效**〕散风利湿，凉血解毒，活血化瘀。

〔**主治**〕过敏性紫癜。

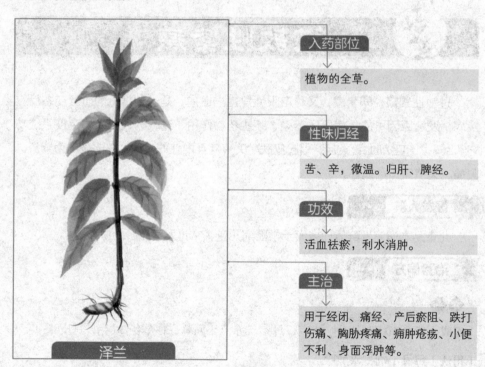

入药部位

植物的全草。

性味归经

苦、辛，微温。归肝、脾经。

功效

活血祛瘀，利水消肿。

主治

用于经闭、痛经、产后瘀阻、跌打伤痛、胸胁疼痛、痈肿疮疡、小便不利、身面浮肿等。

泽兰

〔**组成**〕炒防风、炒赤芍各 10 克，大生地、炙黄芪、生槐花各 15 克，炒丹皮 1 克，牛角腮、炙甘草各 5 克，红枣 10 枚。

〔**用法**〕每日 1 剂，水煎服。一般服药 15 剂即可，如反复发作者连续进本方 30 剂。

〔**功效**〕消风凉血，散瘀宁络。

〔**主治**〕过敏性紫癜。

 方 五

〔**组成**〕坤草、生地各 15 克，紫草、连翘各 12 克，炒芥穗、赤芍各 9 克，茜草 10 克，白花蛇舌草 30 克，生蒲黄 6 克，大枣 10 枚。

〔**用法**〕每日 1 剂，水煎服。

〔**功效**〕清热凉血，解毒透斑。

〔**主治**〕过敏性紫癜。

鸡 眼

鸡眼，俗称肉刺，是足部长期挤压和摩擦引起的局部皮肤圆锥状角质增生。穿着不合脚的鞋子、不穿袜子、走路姿势不正确、足部畸形等原因，使足部皮肤长期受到挤压和摩擦，使皮肤细胞角质层过度增生，导致鸡眼的发生。主要症状为淡黄色或深黄色的皮肤硬性角质，可出现疼痛，严重者角质尖端嵌入皮肤，影响行走。

好发人群 ...

长期穿高跟鞋的女性；进行大量足部锻炼的人群，如篮球和足球运动员；平时穿鞋太紧或太松，导致脚摩擦；足部畸形也可能导致患鸡眼的概率增加。

治验偏方 ...

 方 一

〔**组成**〕干蜈蚣 30 条，乌梅 9 克，菜籽油或香油适量。

〔**用法**〕将蜈蚣、乌梅焙干，共研细末，装入瓶内，再加入菜籽油（以油浸过药面为度）。浸泡 7~10 天后，即可使用。用时先将 1% 盐水浸泡患部 15~25 分钟，待粗皮软化后，剪除粗皮（以见血丝为宜），再取适量药膏调匀，外敷患处，用纱布包扎，每 12 小时换药 1 次。

〔**功效**〕通络止痛，解毒散结。

〔主治〕鸡眼。

〔组成〕五倍子、生石灰、石龙脑、樟脑、轻粉、血竭各 1 克，凡士林 12 克。

〔用法〕各研细粉，调匀（可加温）成膏即成。先用热水泡洗患处，待鸡眼外皮
变软后，用刀片仔细刮去鸡眼的角质层，贴上剪有中心孔的胶布（露出
鸡眼），敷上此药，再用胶布贴在上面，每日换药 1 次。

〔功效〕杀菌解毒，散结止痛。

〔主治〕鸡眼。

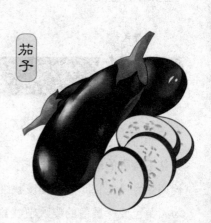

茄子

〔组成〕茄子适量。

〔用法〕茄子洗净切碎并捣烂取汁，涂搽患处，
每日 2~3 次。

〔功效〕清热解毒，活血化瘀，祛风消肿。

〔主治〕鸡眼。

〔组成〕蜂胶适量。

〔用法〕热水浸患部至软，用刀片削掉表层病变组织，再将蜂胶捏成饼状敷于
患部，外用胶布固定。6~7 天后鸡眼自行脱落，此后还需再贴敷蜂胶
6~7 天，待患处皮肤长好为止。

〔功效〕消炎，润燥。

〔主治〕鸡眼。

〔组成〕生芋头 1 个。

〔用法〕芋头连皮切片，涂搽患部，每次 10 分钟，每日 3 次。切忌不要涂搽健康皮肤。

〔功效〕软坚散结。

〔主治〕鸡眼，赘疣。

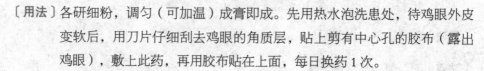

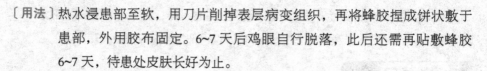

中医治验偏方大全

〔组成〕明矾、食盐、食碱各 10 克。

〔用法〕上 3 味研末，以白酒调糊。用前挖去鸡眼，涂药，干后再涂，连用 3~4 次即愈。

〔功效〕清热解毒，敛疮止痛。

〔主治〕鸡眼。

〔组成〕未成熟的无花果适量。

〔用法〕无花果洗净捣如泥，敷于患处，每日 2 次，连用 3~5 日可见效。

〔功效〕消炎消肿。

〔主治〕鸡眼。

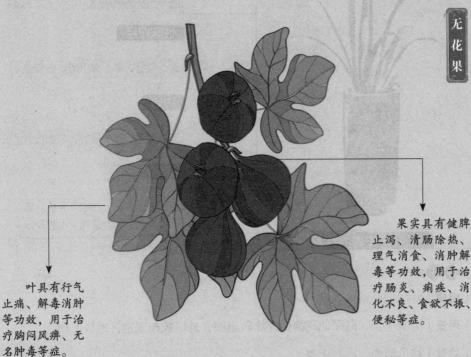

无花果

叶具有行气止痛、解毒消肿等功效，用于治疗胸闷风痹、无名肿毒等症。

果实具有健脾止泻、清肠除热、理气消食、消肿解毒等功效，用于治疗肠炎、痢疾、消化不良、食欲不振、便秘等症。

〔组成〕葱白适量。

〔用法〕葱白洗净捣烂，外敷患处，以胶布固定，每日1次，连用多次鸡眼可自行脱落。

〔功效〕解毒消肿，祛风活络。

〔主治〕鸡眼。

〔组成〕鲜万年青叶适量。

〔用法〕万年青叶洗净捣烂，外敷患部，每日1次。

〔功效〕清热解毒，利尿消肿。

〔主治〕鸡眼。

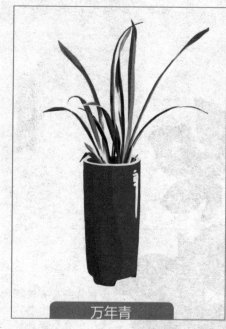

万年青

入药部位

植物的根及根茎。

性味归经

苦、微甘，寒。有小毒。归肾经。

功效

清热解毒，利水消肿，凉血止血。

主治

用于咽喉肿痛、白喉、疮疡肿毒、蛇虫咬伤、心力衰竭、水肿臌胀、崩漏等。

〔组成〕鲜凤仙花适量。

〔用法〕剪破鸡眼，以凤仙花捣烂并涂敷患部，外以胶布固定，每日1次。

〔功效〕祛风活血，消肿止痛。

〔主治〕鸡眼。

中医治验偏方大全

脱 发

脱发分为生理性和病理性两种。生理性脱发指头发正常脱落，病理性脱发是指头发过度或异常脱落。导致脱发的因素很多，如遗传因素、年龄增长、免疫异常、精神压力过大或应激、内分泌失调、服用某些药物、自身免疫等。各种脱发类型中，以雄性激素脱发和斑秃为主，表现多为发际线后移、头顶脱发、短时间头发内簇集脱落等。

 好发人群 ····

频繁地烫发、染发，头发扎太紧易使头发和毛囊受损；长期疲劳，睡眠不足，精神恍惚等情况会使人体代谢异常，而导致头发脱落。

 治验偏方 ····

—— 方 一 ——

〔组成〕菟丝子、炙首乌、女贞子、桑葚、旱莲草、熟地、
枸杞子、茯苓各 12 克，当归、肉苁蓉各 9 克。

〔用法〕每日 1 剂，水煎服。

〔功效〕补益肝肾。

〔主治〕脱发。

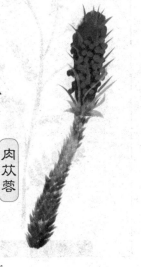

肉苁蓉

—— 方 二 ——

〔组成〕桃仁、红花、赤芍各 9 克，川芎 5 克，当归须 10 克，
麝香 0.03 克，生姜 2 片，红枣 7 枚，葱白 3 根。

〔用法〕黄酒 250 毫升加适量水，将药倒入浸泡 1 小时后煎，煮沸后再煎 25 分
钟，去渣，滤取药汁 300~500 毫升（如有麝香可加入 0.03 克，再煮
10~15 分钟后服），每日煎服 2 次。

〔功效〕活血化瘀，透络通窍。

〔主治〕脂溢性脱发，斑秃。

第六章 皮肤科治验偏方

方三

〔组成〕黄芪 25 克，制首乌、黑豆各 30 克，熟地、当归、菟丝子、枸杞、旱莲草、黑芝麻各 15 克。

〔用法〕水煎服，每日 1 剂。

〔功效〕调补气血，滋补肝肾。

〔主治〕青壮年急性成片脱发及一般脱发。

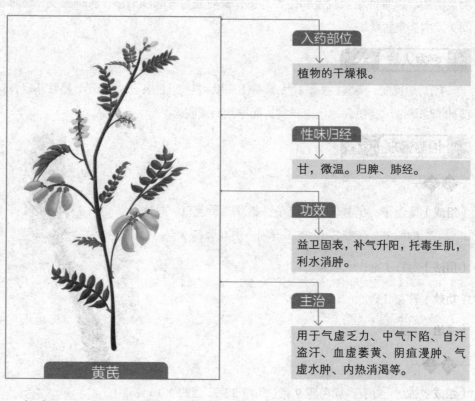

黄芪

入药部位

植物的干燥根。

性味归经

甘，微温。归脾、肺经。

功效

益卫固表，补气升阳，托毒生肌，利水消肿。

主治

用于气虚乏力、中气下陷、自汗盗汗、血虚萎黄、阴疽漫肿、气虚水肿、内热消渴等。

方四

〔组成〕当归、党参、黄芪各 10 克，何首乌 30 克，50 度白酒适量。

〔用法〕上药按比例浸泡 1 周后使用，每日 4 次，每次 20 毫升空腹服，一般用 2 个月左右；同时将药酒外擦患处，1 日 2 次，配合治疗。少洗头发，或用清水洗头。

〔功效〕活血补血，补肾气虚、肺气虚。

〔主治〕气血虚型斑秃。

中医治验偏方大全

〔**组成**〕透骨草 45 克。

〔**用法**〕每天 1 剂，水煎，先熏后洗头，熏、洗各 20 分钟，洗后勿用水冲洗头发。
连用 4~12 天。

〔**功效**〕祛风除湿，活血祛瘀。

〔**主治**〕脂溢性脱发。

少白头

　　少白头，即青少年白发病，是指青少年时头发过早变白，头发呈花白状，这种少年白发会持续到中年。发病原因较多，可能与遗传、营养不良、精神紧张、甲状腺功能亢进、糖尿病、结核、梅毒等有关。暴晒以及长期熬夜、抽烟、喝酒等不良习惯也可导致青少年白发。青少年白发病的主要症状是头发变白，除此之外无其他症状。

好发人群 ····

　　家族内有少白头病史的易遗传；营养不良、心情压抑、长期处于焦虑和紧张状态，患少白头的风险会增加；患白癜风、结核、伤寒、疟疾等消耗性疾病，也可诱发少白头。

治验偏方 ····

〔**组成**〕桑葚、蜂蜜各适量。

〔**用法**〕用纱布将桑葚挤汁过滤，装于陶瓷器皿中，文火熬成膏，加适量蜂蜜调匀，贮存于瓶中备用。每服 1~2 汤匙，每日 1 次，开水调服。

〔**功效**〕养血脉，乌须发。

〔**主治**〕头发早白，少白头。

方二

〔组成〕黑豆、黑芝麻各 250 克，何首乌 60 克，熟地 20 克。

〔用法〕炒熟研末拌匀，炼蜜为丸，每粒大小如黄豆。每次服 30~40 粒，每天 2 次。

〔功效〕养阴补肾，乌发。

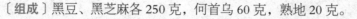

〔主治〕白发。

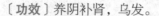
方三

〔组成〕枸杞、何首乌各 15 克。

〔用法〕冲泡代茶服，每天 1 剂。

〔功效〕养阴补肾，乌发。

枸杞

〔主治〕白发。

方四

〔组成〕生地、桑葚各 30 克，白糖 15 克。

〔用法〕将生地、桑葚共捣末，每服 3~5 克，每天 2~3 次。

〔功效〕补肾乌发。

〔主治〕白发。

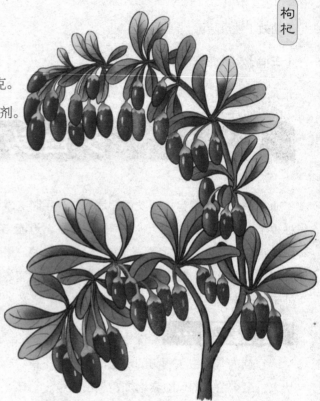

银屑病

　　银屑病，俗称牛皮癣，是一种慢性炎症性皮肤病，病程较长，难治愈且易复发，有的病例几乎终生不愈。银屑病的病因尚不明确，但大量研究表明涉及环境因素刺激、基因遗传、免疫介质异常、内分泌因素甚至精神因素等方面。根据临床特征，该病分为寻常型银屑病、脓疱型银屑病、红皮型银屑病、关节病型银屑病 4 种，其中寻常型占 99% 以上。主要症状为皮肤出现红斑、丘疹以及斑块，伴有松散的白色鳞屑，有明显的瘙痒。通常局限于一处皮肤或全身广泛分布。

中医治验偏方大全

好发人群

各年龄段均可发生，儿童和青少年也可能患病，但在成人中更常见。无性别差异。北方地区发病多于南方，多数患者冬季病情加重，夏季缓解，30% 的患者有家族史。

治验偏方

—— 方 一 ——

〔组成〕生大黄（后下）3~15 克，熟大黄 6~20 克。

〔用法〕每日 1 剂，水煎，分早晚 2 次服用。

〔功效〕凉血活血，祛邪化瘀。

〔主治〕银屑病。

—— 方 二 ——

〔组成〕柴胡、葛根、玄参、金银花、连翘、穿山甲、茵陈、苦参、黄柏、蒲公英、地丁各 15 克，桔梗、赤芍各 12 克，理石 25 克，生甘草、白芷、川芎各 10 克，大黄 5 克。

〔用法〕每日 1 剂，水煎服。

〔功效〕解肌表邪气。

〔主治〕银屑病。

—— 方 三 ——

〔组成〕生地、丹皮、紫草、金银花、知母各 15 克，赤芍 9 克，土茯苓、生薏苡仁、生石膏各 30 克，蛇蜕 12 克，黄连、荆芥炭、生甘草各 6 克。

〔用法〕每日 1 剂，水煎服。

〔功效〕清热解毒，凉血利湿。

〔主治〕银屑病。

—— 方 四 ——

〔组成〕生地、板蓝根、玄参各 15 克，贝母、土茯苓、栀子、地丁各 12 克，蒲公英、野菊花、桔梗、当归、赤芍、天花粉各 10 克，甘草 6 克。

〔**用法**〕每日 1 剂，水煎服。

〔**功效**〕清营解毒，清热活血。

〔**主治**〕银屑病。

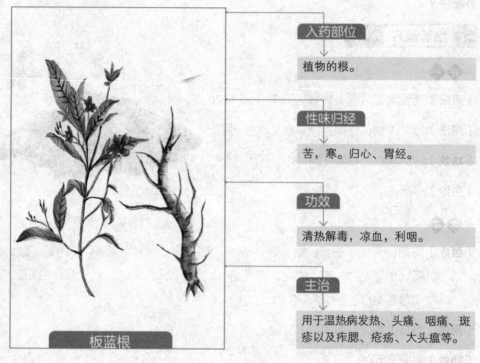

入药部位

植物的根。

性味归经

苦，寒。归心、胃经。

功效

清热解毒，凉血，利咽。

主治

用于温热病发热、头痛、咽痛、斑疹以及痄腮、疮疡、大头瘟等。

板蓝根

〔**组成**〕韭菜、大蒜各 50 克。

〔**用法**〕将韭菜与去皮的大蒜共捣如泥状，放火上烘热。用力涂擦患处，每日 1
至 2 次，连续数日。

〔**功效**〕散血，解毒。

〔**主治**〕银屑病，对过敏性皮炎也有疗效。

〔**组成**〕鲜荸荠 10 枚，陈醋 75 毫升。

〔**用法**〕荸荠去皮，切片浸醋中，放锅内文火煎十余分钟，待醋干后，将荸荠捣
成糊备用。将糊少许涂患处，用纱布摩擦，当局部发红时，再敷药糊，
贴以净纸，再包扎好。每天 1 次，至愈为止。

〔功效〕清热，散瘀，解毒，杀虫。

〔主治〕银屑病。

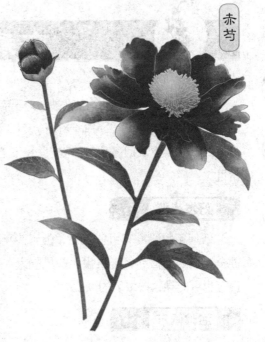
赤芍

〔组成〕赤芍、何首乌、金银花藤、川
牛膝、当归各 30 克，生地、
熟地各 20 克，威灵仙、蚤休、
山豆根、白鲜皮、紫草、苦参、
僵蚕、广地龙、火麻仁、车前
子各 10 克，大黄 3~6 克，蝉
衣 6 克。

〔用法〕每日 1 剂，水煎 3 次，分次服用。
90 剂为 1 个疗程。或制丸服。
进行期服汤剂，静止期服丸剂。

〔功效〕清热解毒，滋血息风。

〔主治〕银屑病。

〔组成〕牛蹄甲 30 克，香油少许。

〔用法〕将牛蹄甲烧存性，研为细末，用香油调匀。涂抹患处，每日 1 次，半月
余可愈。

〔功效〕散瘀，解毒，活血，杀虫。

〔主治〕各部位的银屑病。

〔组成〕鲜鸡蛋 10 枚，陈醋适量。

〔用法〕将鸡蛋用醋浸泡 7~10 天，取出，去蛋壳，将蛋黄、蛋清调匀贮于瓶内。
用时以棉花球蘸涂患处，每日涂抹数次，每次 2 分钟。

〔功效〕散瘀，解毒，生肌。

〔主治〕银屑病，神经性皮炎。

白癜风

白癜风是一种黑色素细胞被破坏导致皮肤出现白斑的常见皮肤病。白癜风的具体病因尚不明确，可能与遗传素质及多种内外因素导致黑色素细胞功能缺失有关。白癜风的主要症状是皮肤上长白斑，以脸部、脖子、手臂等部位最为常见。

 好发人群

任何年龄段均有可能发生，但青少年居多。青少年免疫功能仍在发育，尚不健全，或缺乏营养，患白癜风的风险大一些。青少年常熬夜、休息不好、营养不良等也可能导致白癜风的发生。

 治验偏方

—— 方 一 ——

〔组成〕枯矾、防风各等份。

〔用法〕共为细末，以鲜黄瓜切片蘸药面涂搽患处，每天 2 次。

〔功效〕收敛，燥湿解毒。

〔主治〕白癜风。

—— 方 二 ——

〔组成〕红花、当归各 10 克。

〔用法〕水煎，分 2 次服用，每天 1 剂。

〔功效〕活血祛瘀。

〔主治〕白癜风。

—— 方 三 ——

〔组成〕当归、柏子仁（去壳）各 250 克。

〔用法〕将上 2 味分别烘干研细粉，炼蜜为 120 丸，每次 1 丸，每天服 3 次。

中医治验偏方大全

〔功效〕活血养血。

〔主治〕白癜风。

—— 方 四 ——

〔组成〕白蒺藜 50 克，白茯苓、生黄芪、补骨脂、当归、丹参、鸡血藤各 30 克，红花、防风各 15 克。

〔用法〕将上药共研末，用纯枣花蜜炼蜜为丸，每丸 10 克。口服，1 日 2 次，每次 1 丸。1 个月为 1 疗程，治疗 1~2 个疗程。

〔功效〕清热凉血，补肝肾。

〔主治〕白癜风。

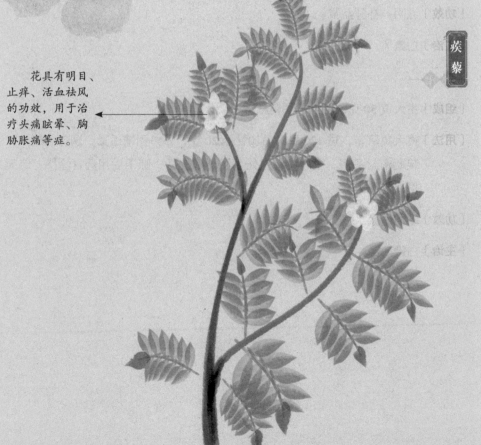

花具有明目、止痒、活血祛风的功效，用于治疗头痛眩晕、胸胁胀痛等症。

蒺藜

第六章 皮肤科治验偏方

〔组成〕芝麻油、白酒各适量。

〔用法〕每次用白酒 10~15 毫升，送服芝麻油 10~15 毫升，每日 3 次。连服 2 个月以上。

〔功效〕活血化瘀，润肤祛斑。

〔主治〕白癜风。

〔组成〕何首乌、枸杞子各 15 克。

〔用法〕水煎服，每天 2 次。

〔功效〕滋阴，补肝益肾。

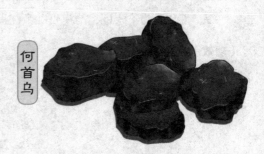

何首乌

〔主治〕白癜风。

〔组成〕生大黄 50 克，甘油、酒精各适量。

〔用法〕将大黄研末，过 120 目筛后加甘油 20 克，95％酒精适量，调匀成糊状，装瓶密封备用。用时先将患处用温开水洗净，晾干后用药膏涂搽，每天早晚各 1 次。

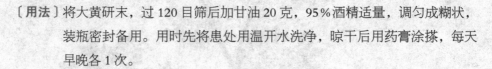

〔功效〕破积行瘀。

〔主治〕白癜风。

中医治验偏方大全